中国慢性阻塞性肺疾病
健康管理规范
（2021）

国家呼吸医学中心（中日友好医院）
中国医师协会呼吸医师分会　　　　　编著
中国医学科学院呼吸病学研究院
中国呼吸专科联合体

指导单位：国家卫生健康委员会疾病预防控制局
承担单位：国家呼吸医学中心（中日友好医院）
　　　　　中国医师协会呼吸医师分会
　　　　　中国医学科学院呼吸病学研究院
　　　　　中国呼吸专科联合体

人民卫生出版社
·北　京·

图书在版编目（CIP）数据

中国慢性阻塞性肺疾病健康管理规范 . 2021/ 国家
呼吸医学中心（中日友好医院）等编著 . —北京：人民
卫生出版社，2022.2

ISBN 978–7–117–32787–9

Ⅰ.①中⋯　Ⅱ.①国⋯　Ⅲ.①慢性病 – 阻塞性肺疾病
– 诊疗 – 管理规范 – 中国　Ⅳ.①R563.9

中国版本图书馆 CIP 数据核字（2022）第 002267 号

人卫智网　www.ipmph.com	医学教育、学术、考试、健康，	
	购书智慧智能综合服务平台	
人卫官网　www.pmph.com	人卫官方资讯发布平台	

中国慢性阻塞性肺疾病健康管理规范(2021)
Zhongguo Manxing Zusexing Feijibing
Jiankang Guanli Guifan(2021)

编　　著：国家呼吸医学中心（中日友好医院）
　　　　　中国医师协会呼吸医师分会
　　　　　中国医学科学院呼吸病学研究院
　　　　　中国呼吸专科联合体
出版发行：人民卫生出版社（中继线 010-59780011）
地　　址：北京市朝阳区潘家园南里 19 号
邮　　编：100021
E － mail：pmph @ pmph.com
购书热线：010-59787592　010-59787584　010-65264830
印　　刷：三河市宏达印刷有限公司（胜利）
经　　销：新华书店
开　　本：787×1092　1/16　　印张：9
字　　数：146 千字
版　　次：2022 年 2 月第 1 版
印　　次：2022 年 2 月第 1 次印刷
标准书号：ISBN 978-7-117-32787-9
定　　价：48.00 元

打击盗版举报电话：010-59787491　E-mail：WQ @ pmph.com
质量问题联系电话：010-59787234　E-mail：zhiliang @ pmph.com

《中国慢性阻塞性肺疾病健康管理规范(2021)》编写委员会

主 任 委 员　王　辰(中日友好医院)

副主任委员　杨　汀(中日友好医院)

代华平(中日友好医院)

曹　洁(天津医科大学总医院)

陈　平(中南大学湘雅二医院)

郭述良(重庆医科大学附属第一医院)

刘晓菊(兰州大学第一医院)

许建英(山西白求恩医院)

肖　丹(中日友好医院)

肖　伟(山东大学齐鲁医院)

孙耕耘(安徽医科大学第一附属医院)

石志红(西安交通大学第一附属医院)

叶贤伟(贵州省人民医院)

张纾难(中日友好医院)

张云辉(云南省第一人民医院)

贾存波(中日友好医院)

专家委员会　(按姓氏拼音排序)

敖纯利(中日友好医院)

曹　洁(天津医科大学总医院)

陈　平(中南大学湘雅二医院)

陈　燕(中南大学湘雅二医院)

陈丽君（银川市第一人民医院）

陈文慧（中日友好医院）

程　文（黄山市人民医院）

代华平（中日友好医院）

郭述良（重庆医科大学附属第一医院）

何佳泽（中日友好医院）

胡　轶（武汉市中心医院）

黄　可（中日友好医院）

贾存波（中日友好医院）

李　薇（中日友好医院）

李杰红（中日友好医院）

刘晓菊（兰州大学第一医院）

吕　琳（西安交通大学第一附属医院）

吕燕平（周口市中心医院）

毛毅敏（河南科技大学第一附属医院）

莫碧文（桂林医学院第二附属医院）

牛宏涛（中日友好医院）

潘　君（中日友好医院）

曲木诗玮（中日友好医院）

任晓霞（中日友好医院）

石　劢（中日友好医院）

时明慧（中日友好医院）

石志红（西安交通大学第一附属医院）

司徒炫明（中日友好医院）

孙耕耘（安徽医科大学第一附属医院）

唐星瑶（中日友好医院）

铁常乐（中日友好医院）

王　辰（中日友好医院）

乌汗娜（中日友好医院）

吴建忠（中日友好医院）

肖　丹（中日友好医院）

肖　伟（山东大学齐鲁医院）

肖志华（大同市第三人民医院）

徐　锋（沧州市人民医院）

许建英（山西白求恩医院）

杨　汀（中日友好医院）

杨国儒（潍坊市第二人民医院）

杨露露（中日友好医院）

杨天祎（中日友好医院）

姚彩霞（中日友好医院）

叶贤伟（贵州省人民医院）

尹辉明（湖南医药学院第一附属医院）

尤玲燕（中日友好医院）

于　涛（中日友好医院）

张建勇（遵义医科大学附属医院）

张纾难（中日友好医院）

张雨诗（中日友好医院）

张云辉（云南省第一人民医院）

前　言

慢性阻塞性肺疾病（简称"慢阻肺"）是最常见的慢性呼吸系统疾病。我国慢阻肺患者约 1 亿，是与高血压、糖尿病等量齐观的重大慢性疾病。对一般人群进行健康宣教可以增加慢阻肺的公众知晓率，减少危险因素的暴露。慢阻肺高危人群的早期筛查和干预可以及时发现轻症慢阻肺患者，早期干预，减缓疾病进展。慢阻肺患者的综合干预和管理有助于增加规范诊疗率，降低急性加重率和致残致死率。慢阻肺是《健康中国行动（2019—2030 年）》中慢性呼吸系统疾病防治行动的重点。受国家卫生健康委员会疾病预防控制局委托，国家呼吸医学中心（中日友好医院）、中国医师协会呼吸医师分会、中国医学科学院呼吸病学研究院、中国呼吸专科联合体联合相关领域专家共同制定了《中国慢性阻塞性肺疾病健康管理规范（2021）》（简称《规范》）。本《规范》是落实健康中国行动慢性呼吸系统疾病防治行动的重要举措，也是促进慢阻肺从以治疗为中心向"防诊控治康"健康管理模式转变的重要指导。《规范》根据居民健康需求，指导各类健康管理机构，为居民提供全面、综合、连续、全程的慢阻肺健康管理照护，提高慢阻肺的知晓率、高危人群的筛查率，减少或延缓慢阻肺的发生及发展，降低慢阻肺的急性加重次数，降低慢阻肺导致的残疾和过早死亡率，提高居民健康期望寿命。《规范》的特点是：

（1）突出预防为主：《规范》介绍了慢阻肺的危险因素及控制措施，特别强调了戒烟，戒烟是慢阻肺最有可为的预防措施；《规范》明确了高危人群的筛查流程，特别强调了肺功能检查，肺功能检查是慢阻肺诊断的金标准。

（2）采取分类管理：《规范》分别针对一般人群、慢阻肺高危人群及慢阻肺患者制订了不同的健康管理工作流程和工作内容。

（3）强调综合干预：《规范》将生活方式干预、药物治疗、康复锻炼、营养干预、心理干预等融为一体，便于基层医生临床实践。

（4）坚持与时俱进：《规范》充分借鉴了国内外最新的循证医学证据，并结合我国实际情况，从慢阻肺预防、高危人群筛查、患者综合管理等多方面进行了详细阐述，让基层医生及时了解和掌握最新诊疗方案，指导临床工作。

《规范》的编写工作凝聚了来自各方，特别是"幸福呼吸"中国慢阻肺规范化分级诊疗项目组众多专家的智慧和汗水，经过长期基层实践，总结经验，提炼编撰，最终成稿。

在《规范》出版面世之际，我们衷心感谢国家卫生健康委员会疾病预防控制局的信任和指导，感谢各位专家的辛勤付出。我们相信，在健康中国行动的推动与助力下，在政府、社会、个人的共同努力下，慢阻肺防治事业必将迎来新辉煌，人人享有幸福呼吸不再是梦想。

国家呼吸医学中心（中日友好医院）
中国医师协会呼吸医师分会
中国医学科学院呼吸病学研究院
中国呼吸专科联合体
2021 年 11 月

目　　录

附　录 ·· 97

第一章

总 论

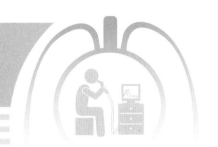

一、背景

慢阻肺是我国最常见的慢性呼吸系统疾病。2018年最新流行病学调查结果显示,我国40岁及以上人群慢阻肺患病率13.7%,估算我国慢阻肺患病人数约1亿。全球疾病负担调查显示2017年慢阻肺在我国总死亡率68/10万人年,单病种排名第三,占我国全因死亡的10.4%;慢阻肺导致的寿命损失年数为952/10万,单病种排名第三,慢阻肺所致寿命损失年数占总寿命损失年数的7.4%,构成了重大疾病负担。

与心脑血管疾病、癌症和糖尿病相比,慢阻肺防治能力和体系建设较为滞后,是我国重大疾病综合防控体系中亟待加强的"短板"。慢阻肺人群知晓率低下,监测显示我国40岁及以上居民慢阻肺知晓率仅为0.9%。肺功能检查率低下,作为慢阻肺诊断的金标准,我国只有9.7%的居民做过肺功能检查,被医生诊断为慢阻肺的患者仅有55.8%做过肺功能检查;慢阻肺规范诊治率低下,调查发现我国慢阻肺患者使用最多的药物是抗生素、化痰药和口服激素,长期疾病管理类药物使用普遍不足。基层医疗机构慢阻肺早期筛查和长期管理能力不足、缺乏肺功能仪、慢阻肺常用药物配备不足、医务人员知识水平偏低等因素制约了慢阻肺分级诊疗政策的落地实施。

近年来,我国政府陆续出台了一系列慢性呼吸系统疾病(以慢阻肺为代表)的防控政策,极大推动了慢性呼吸系统疾病防治工作的开展。2012年5月,卫生部等15部门联合制定《中国慢性病防治工作规划(2012—2015年)》,其中将"40岁以上慢性阻塞性肺疾病患病率控制在8%以内"作为2015年须达到的具体目标。2014年10月,国家卫生计生委办公厅印发《中国居民慢性病与营养监测工作方案(试行)》(简称《工作方案》),其具体目标之一是掌握我国不同地区、不同年龄及不同性别居民包括慢性阻塞性肺疾病在内的主要慢性病患病或发病现况。2016年12月,国家卫生计生委办公厅、国家中医药管理局办公室发布《慢性阻塞性肺疾病分级诊疗服务技术方案》,明确了各级医疗机构在慢阻肺防治工作中的定位和作用。2017年2月国务院办公厅发布《中国防治慢性病中长期规划(2017—2025年)》,提出慢性呼吸系统疾病死亡率控制目标和肺功能检测率提高目标,并将肺功能检查纳入40岁以上人群常规体检范围。2018年10月发布的《国家基本药物目录(2018年版)》纳入了慢阻肺长期治疗的多种吸入药物,为基层慢阻肺长期规范管理提供了保障。2019 年 7 月发布的《健康中国行动(2019—2030 年)》是我国首次公布的健康领域的中长期规划,在 15 个专项行动计划中明确提出开展以慢阻肺为代表的慢性呼吸系统疾病防治专项行动。2019 年 10 月,在第十三届全球防治慢性呼吸疾病联盟(Global Alliance Against Respiratory Diseases,GARD)常规会议上,世界卫生组织(World Health Organization,WHO)联合 GARD 发布《国际肺部健康促进行动北京宣言》,倡导加强基层慢性呼吸系统疾病防治能力和体系建设。

同时,国家和各级医疗主管部门也不断探索慢阻肺防治的新模式,包括"幸福呼吸"中国慢阻肺分级诊疗规范化推广项目和中国县域慢阻肺规范管理中心项目等。在国家卫生健康委员会(简称"国家卫健委")医政医管局、基层卫生健康司、疾病预防控制局的指导下,依托国家呼吸医学中心(中日友好医院)、中国呼吸专科联合体,于 2017 年 11 月 15 日正式启动了"幸福呼吸"全国慢阻肺分级诊疗规范化推广项目。探索出包括健康宣教、医生培训、肺功能仪配备、问卷筛查、明确诊断、规范治疗、随访管理、呼吸康复及双向转诊的慢阻肺全程管理新模式。截至 2020 年 11 月共在全国 29 个地市开展项目试点工作,覆盖总人口 1.3 亿人(Ⅰ期 4 437.27 万,Ⅱ期 2 918.78 万,Ⅲ期 5 718.74 万)。截至 2021 年 9 月 9 日,共完成 153 万人次慢阻肺问卷筛查,27.5 万人次肺功能检查和 3.76 万例慢阻肺规范化管理。中国县域慢阻肺规范管理中心建设是以县级医院为龙头,带动周边乡镇卫生院共同开展慢阻肺筛查、诊断、管理和随访,并通过建设慢阻肺规范管理中心进一步提升县域呼吸与危重症医学科规范化建设的水平以及推动基层呼吸疾病防诊治体系和能力建设,最终实现慢性呼吸系统疾病的同质化管理,惠及县域呼吸疾病患者。截至 2021 年 6 月 30 日,该项目覆盖 20 个省(市、区)76 个市 114 个县的 116 家县域医院,中心平台基线录入患者数为 4 020 人,随访患者数为 2 521 人,共完成筛查 41.6 万例。

在政府重视和民众需求的背景下,为提高慢阻肺健康管理水平,推广慢阻肺规范诊治项目,满足居民健康需求,制订中国慢阻肺健康管理规范。

二、适用对象

本《规范》适用于各级医疗卫生服务机构、疾病预防控制机构、健康体检机构、健康管理机构等的医疗卫生工作人员;管理人群包括普通人群、慢阻肺高危人群和慢阻肺患者。

三、主要内容

本《规范》规定了慢阻肺健康管理的流程、组成部分等。《规范》共分为六章：第一章总论；第二章慢阻肺流行现状；第三章慢阻肺筛查与风险评估；第四章一般人群呼吸疾病预防的健康管理与生活方式干预；第五章慢阻肺高危人群的健康管理与生活方式干预；第六章慢阻肺患者的健康管理与治疗。

四、管理模式

慢阻肺健康管理模式主要包括针对普通人群、慢阻肺高危人群和慢阻肺患者的分级分类健康管理。包括建立健康档案，开展健康体检、问卷筛查和肺功能筛查，根据筛查结果进行分级干预。健康管理机构可分别针对普通人群、慢阻肺高危人群和慢阻肺患者进行相应管理。管理流程见图1-1。

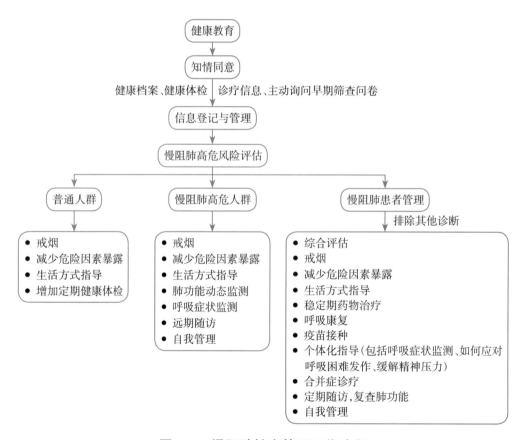

图 1-1 慢阻肺健康管理工作流程

（王辰 杨汀 代华平 石志红 吕琳）

第二章

慢阻肺流行现状

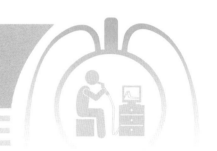

第一节　慢阻肺流行现状与疾病负担

慢阻肺是世界范围内危害人群健康的主要疾病之一,患病率和病死率较高,也是最常见的慢性气道性疾病。2018年,"中国成人肺部健康研究"调查结果显示,我国20岁及以上成人慢阻肺患病率为8.6%,40岁以上人群患病率高达13.7%,估算我国患者数近1亿。2016年,全球疾病负担调查结果显示,慢性呼吸道疾病占非传染性疾病死亡人数的8.96%,其中慢阻肺导致的死亡人数最多(293万),是我国单病种排序第三大死亡原因,并且是2017年我国第三大疾病负担(伤残调整生命年)。世界卫生组织关于病死率和死因的最新预测数据显示,随着发展中国家吸烟率升高和高收入国家人口老龄化加剧,慢阻肺的患病率在未来40年将继续上升,预测至2060年死于慢阻肺及其相关疾病患者超过每年540万人。

第二节　慢阻肺的危险因素

一、吸烟

吸烟是慢阻肺最重要的环境致病因素。中国总吸烟人数达3.58亿(男性3.42亿,女性1 639万),正在吸烟者达3.01亿(男性2.88亿,女性1 260万),是世界上吸烟人数最多的国家。与非吸烟者比较,吸烟者的肺功能异常率较高,第1秒用力呼气容积(forced expiratory volume in one second,FEV_1)年下降率较快,死亡风险增加。中国慢性病前瞻性研究发现,城市男性每日吸烟量小于15支慢阻肺死亡风险为不吸烟者的2.94倍,每日吸烟量在15~24支之间慢阻肺死亡风险为不吸烟者的5.40倍,每日吸烟量大于24支慢阻肺死亡风险为不吸烟者的7.26倍;农村男性上述每日不同吸烟量慢阻肺死亡风险较不吸烟者分别为1.52倍,1.32倍和1.34倍。

被动吸烟也可能导致呼吸道症状及慢阻肺的发生。广州生物样本库队列研究结果发现,中国不吸烟者发生慢阻肺的风险与自我报告家庭或工作场所中的二手烟暴露情况密切相关,其中长期高暴露水平(每周40小时,超过5年)不吸烟者发生慢阻肺风险是短期高暴露者(每周40小时,少于2年)的1.48倍。根据该研究结果估算,中国现有人群中有约 190 万不吸烟者因二手烟暴露所致慢阻肺而死亡。

已有研究发现慢阻肺的发生可能早在出生前就开始了,孕妇吸烟可能会影响子宫内胎儿发育和肺脏生长,并对胎儿的免疫系统功能有一定影响。

二、空气污染

既往多项研究均表明慢阻肺发生与室内外空气污染相关。

(一) 室外空气污染

室外空气污染主要由工业生产、交通运输、城市建设和生物燃料燃烧等产生。其污染物主要包括颗粒物($PM_{2.5}$)、氮氧化合物(NO_X)、二氧化硫(SO_2)、氯气(Cl_2)等,这些物质能够对呼吸系统造成有害效应。

从空间分布上观察,室外空气污染呈现局部区域性分布的特点,如道路附近空气污染主要是机动车排放的 NO_2 和细微颗粒物。从时间分布上看,空气污染会对慢阻肺产生短期的急性效应和长期的慢性效应。在急性效应方面,研究表明空气污染严重程度会影响慢阻肺患者病情,出现急性加重甚至危及生命的现象。在慢性效应方面,研究表明长期暴露于空气污染与慢阻肺发病率升高和肺功能指标下降有关,尤其多见于老年人群和文化水平较低人群。此外,研究发现与颗粒直径较大的大气颗粒物(PM_{10})相比,$PM_{2.5}$ 对空气环境质量和人类健康有着更深的影响。

(二) 室内空气污染

室内空气污染通常是由家庭取暖燃烧和烹饪造成的。全球近 30 亿人以木材或煤炭作为家庭的生物燃料,主要集中在中低收入发展中国家的农村地区。由于接触时间长,农村妇女受影响较严重。使用燃料烹饪过程中会产生一氧化碳(CO)、SO_2 及 NO_X 等,它们可以导致肺功能进行性减退、慢阻肺进行性加重。

三、职业暴露

长时间暴露于高浓度粉尘、烟雾等工作场所中,会增加慢阻肺的患病率。研究发现职业暴露是造成 10%~20% 慢阻肺患者患病的原因。美国一项研究的数据显示,因职业暴露患慢阻肺的患者占患者总人数的近 20%,在没有完善职业法规的国家中,这一数值可能会更高。在某些行业中,如煤炭和金矿开采及棉纺织业等,患慢阻肺的风险相当于每天吸烟 1~2 包。

四、其他危险因素

引起慢阻肺的危险因素具有多样性的特点,除上述因素外,还有其他个体易感因素和环境因素共同作用。

(一)遗传因素

如 α_1- 抗胰蛋白酶重度缺乏与非吸烟者的肺气肿形成有关。某些基因(如编码MMP12、GST 的基因)的多态性可能与肺功能下降有关。国际慢阻肺遗传学联盟最新的研究发现 82 个与慢阻肺有关的基因位点,从遗传基因的角度支持慢阻肺存在异质性。

(二)年龄和性别

年龄是慢阻肺的危险因素,年龄越大,慢阻肺患病率越高。慢阻肺患病率在男女性别之间的差异报道不一致,但是有文献报道女性对烟草烟雾的危害更敏感。

(三)肺生长发育和体重指数

妊娠、出生和青少年时期直接或间接暴露于有害因素时可以影响肺的生长,肺的生长发育不良是慢阻肺的危险因素。低体重指数也与慢阻肺的发病有关,体重指数(body mass index,BMI)越低,慢阻肺的患病率越高。吸烟和体重指数对慢阻肺存在交互作用。

(四)支气管哮喘和气道高反应性

支气管哮喘不仅可以和慢阻肺同时存在,也是慢阻肺的危险因素,气道高反应性也参与慢阻肺的发病过程。

(五)感染和慢性支气管炎

呼吸道感染是慢阻肺发病和加剧的重要因素,病毒和细菌感染是慢阻肺急性加重的常见原因。儿童期反复下呼吸道感染与成年时肺功能降低及呼吸系统症状的发生有关。

(六)社会经济地位

慢阻肺的发病与患者的社会经济地位相关。室内外空气污染程度、营养状况等与社会经济地位相关的差异可能与慢阻肺的发病存在一定内在联系。

(孙耕耘　尤玲燕)

第三章

慢阻肺筛查与风险评估

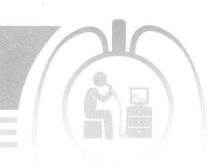

第一节　慢阻肺筛查目标人群

据统计,世界上约有 50.0%~98.3% 的慢阻肺患者未被诊断。中国成人肺部健康研究(the China Pulmonary Health Study,CPHS)调查显示,慢阻肺患者疾病知晓率仅为 2.6%;人群肺功能检查率仅为 9.7%。有超过 60% 的慢阻肺患者没有明显咳嗽、咳痰、呼吸困难症状。可以通过调查问卷、肺功能检查、低剂量胸部 CT 等方法开展慢阻肺高危人群筛查,早期发现慢阻肺患者,早期干预治疗,减缓肺功能下降及疾病进展。

根据慢性阻塞性肺疾病防治全球倡议(Global Initiative for Chronic Obstructive Lung Disease,GOLD)2021 版,慢阻肺高危人群确定需要结合年龄、症状、危险因素及家族史等多方面因素,具体包括 40 岁以上,同时具有至少 1 个以下因素:

(1) 呼吸困难:持续、劳力性、进行性加重;

(2) 慢性咳嗽:可以间断、可以无痰、反复喘息;

(3) 慢性咳痰:任何形式的慢性咳痰;

(4) 反复下呼吸道感染;

(5) 危险因素史:遗传因素、先天性 / 后天发育异常、吸烟、生物燃料、职业暴露等;

(6) 慢阻肺家族史和 / 或儿童时期因素:低出生体重、儿童呼吸道感染史等。

我国《慢性阻塞性肺疾病基层诊疗指南(2018 年)》提出,符合以下 1 个及以上特征的人群属于慢阻肺高危人群:

(1) 年龄≥35 岁;

(2) 吸烟或长期接触"二手烟"污染;

(3) 患有某些特定疾病,如支气管哮喘、过敏性鼻炎、慢性支气管炎、肺气肿等;

(4) 直系亲属中有慢阻肺家族史;

(5) 居住在空气污染严重地区,尤其是 SO_2 等有害气体污染的地区;

(6) 长期从事接触粉尘、有毒有害化学气体、重金属颗粒等工作;

(7) 在婴幼儿时期反复患下呼吸道感染;

(8) 居住在气候寒冷、潮湿地区以及使用燃煤、木柴取暖;

(9) 维生素 A 缺乏或者胎儿时期肺发育不良;

(10) 营养状况较差,体重指数较低。

慢阻肺高危人群需要接受肺功能检查以进一步明确诊断。

第二节 慢阻肺筛查方法和流程

慢阻肺早期筛查方法主要包括调查问卷、简易肺功能检查及低剂量胸部 CT 等。

调查问卷具有简便、高效、成本低的优点。慢性阻塞性肺疾病防治全球倡议（GOLD）2019 年首次提出，基层医疗机构如果发现经常使用抗菌药物、短效支气管扩张剂的人群，应邮寄筛查问卷进行系统主动病例筛查，这是识别未诊断慢阻肺患者的有效方法。系统性筛查可发现更多慢阻肺患者，主动病例筛查新发现慢阻肺比率高于机会病例筛查，且具有更高的成本效益。但调查问卷的灵敏度和特异度尚存在争议。目前用于慢阻肺早期筛查的问卷包括慢阻肺诊断问卷（COPD Diagnostic Questionnaire，CDQ）、慢阻肺人群筛查问卷（COPD Population Screener Questionnaire，COPD-PS）及基于国人开发的慢阻肺筛查问卷（COPD Screening Questionnaire，COPD-SQ）等（见附录 1）。CDQ 问卷是目前最常用、研究最广泛的慢阻肺筛查问卷；该问卷包括 8 个问题：年龄、体重指数、吸烟、天气对咳嗽影响、日常咳痰、晨起咳痰、喘息及过敏；CDQ 诊断临界值为 16.5~19.5，CDQ 临界值为 19.5 时灵敏度和特异度分别为 64.5%、65.2%。COPD-PS 问卷是我国基层慢阻肺诊治指南和国际慢阻肺研究机构推荐的常用问卷；COPD-PS 含 5 个问题：年龄、吸烟、气短、咳痰、活动耐力，问卷得分≥5 分，需考虑慢阻肺诊断；该问卷的灵敏度和特异度分别为 84.4%、60.7%。COPD-SQ 是基于我国慢阻肺流行病学调查资料建立的适于国人的慢阻肺筛查问卷；COPD-SQ 主要内容包括 7 项：年龄、吸烟指数、BMI、咳嗽、气促、家族呼吸疾病史及生物燃料暴露史；COPD-SQ 首次纳入生物燃料暴露，该问卷诊断临界值为 16 分，其灵敏度和特异度分别为 60.6%、85.2%。慢阻肺筛查问卷可以起到初步筛查慢阻肺高危人群的作用，与肺功能检查相结合可以达到有效提升慢阻肺早期诊断率的目的。

简易肺功能检查包括手持式肺量计、便携式肺功能仪及呼气峰流速仪，更适合基层筛查和监测。手持式肺量计可简便测出一秒用力呼气容积（forced expiratory volume in one second，FEV_1）、六秒用力呼气容积（forced expiratory volume in six second，FEV_6）、FEV_1/FEV_6、呼气峰值流速（peak expiratory flow，PEF），并初步判断气道阻塞情况。大部分便携式肺功能仪可检测指标与大型肺功能仪类似，包括 FEV_1、用力肺活量（forced vital capacity，FVC）、FEV_1/FVC 等指标，还可以进行支气管舒张试验，能够直接诊断慢阻肺。便携式肺功能仪和远程居家监测功能结合可以早期发现症状不明显的慢阻肺急性加重患者,并通过及时治疗改善慢阻肺患者预后。呼气峰流速仪是哮喘患者居家自我监测的常用工具,由于其操作简便,也有学者尝试用于慢阻肺筛查。呼气峰流速对慢阻肺预测的灵敏度为 83%~84%,其中有 19%~22% 的受试者需行肺功能检查补充验证;严重的慢阻肺患者灵敏度可达 91%~93%,仅有不到 9% 的受试者需通过肺功能检查补充验证;联合筛查问卷与呼气峰流速检测可以提高慢阻肺预测的敏感性。

低剂量胸部 CT 可以早期发现肺气肿、肺大疱等影像学异常,从而提示医生进一步建议受检者做肺功能检查。低剂量胸部 CT 检查虽然不是慢阻肺诊断的金标准,但随着体检的普及,其对于慢阻肺早期识别具有重要意义。

慢阻肺筛查流程参见图 3-1。

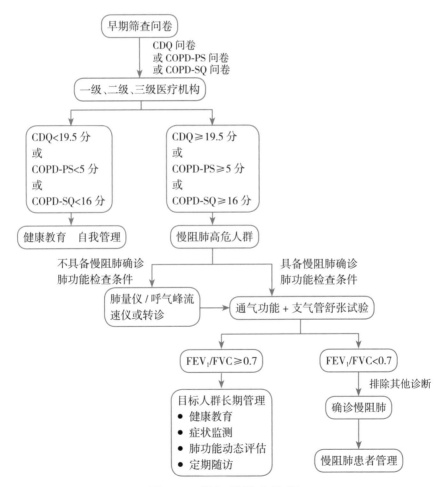

图 3-1　慢阻肺筛查流程

注:CDQ、COPD-PS 及 COPD-SQ 问卷见附录 1。

第三节　肺功能检查规范

肺功能检查作为呼吸疾病诊断、病情监测及疗效评估的重要手段,具有无创、重复检测方便、灵敏度高、价格便宜等自身优势,是呼吸疾病诊治和科学研究中必不可少的检查方法之一。

肺功能检查主要用于以下目的:①早期检出肺、呼吸道病变;②鉴别呼吸困难原因,判断气道阻塞部位;③评估肺部疾病的病情严重程度;④评估外科手术耐受力及术后发生并发症的可能性;⑤健康体检、劳动强度和耐受力评估;⑥危重病人监护等。肺功能检查主要有以下优点:①肺功能检查是一种物理检查方法,对身体无任何损伤,无痛苦和不适;②肺功能检查具有灵敏度高、重复检测方便和病人易于接受等优点;③与 X 线胸片、CT 等检查相比,肺功能检查更侧重于了解肺部的功能性变化。

中华医学会呼吸病学分会肺功能专业组发布的《肺功能检查指南》中指出,肺功能检查前应排除检查禁忌证(见附录 2),如近期大咯血、近期心绞痛、严重高血压、气胸等,且检查前避免使用长效和短效支气管扩张剂等药物,并记录受检者的年龄、身高和体重用于计算参考值。检查开始前受检者口唇紧密包绕咬口器,夹上鼻夹。检查前和检查期间应尽可能放松,去除假牙,穿着宽松,受检者可取坐位或站立位,出于安全最好取坐位,以避免因晕厥而跌倒。检查时,受检者在技术人员指导下进行呼吸动作,尽量延长呼气时间。肺功能检查至少测定 3 次,不超过 8 次,每次间隔1~2 分钟。

肺功能检查方法和指标众多,临床上最为常用的指标主要如下:①组合肺容量的深吸气量、肺活量、功能残气量和肺总量;②肺通气功能的用力肺活量、最大通气量和呼气峰流量;③换气功能中的弥散功能;④气道反应性功能中的支气管激发试验和支气管舒张试验。

临床上肺通气功能检查可占所有肺功能检查的 80% 以上。一般而言,绝大多数其他方面肺功能检查都是在完成肺通气功能检查后,依据检查结果和疾病特点进一步选择相应的肺功能检查指标。可以说,肺通气功能检查是肺功能检查的基础,也是首要的检查方法。

肺功能检查是目前检测气流受限公认的客观指标,是慢阻肺诊断的金标准,也是慢阻肺的严重程度评价、疾病进展监测、预后及治疗反应评估中最常用的指标。慢阻肺的肺功能检查除了常规的肺通气功能检查如 FEV_1、FEV_1 与 FVC 的比值 (FEV_1/FVC)外,还包括肺容量弥散功能测定等,有助于疾病评估和鉴别诊断。吸入支气管舒张剂后 FEV_1/FVC<70% 是判断存在持续气流受限,诊断慢阻肺的肺功能标准。在临床实践中,如果 FEV_1/FVC 在 70% 左右,建议 3 个月后复查,判断是否仍然符合 FEV_1/FVC<70% 标准,减少漏诊或临界值病例过度诊断。在明确慢阻肺诊断的前提下,以 FEV_1 占预计值百分比来评价气流受限的严重程度。气流受限导致的肺过度充气,使肺总量(total lung capacity,TLC)、残气量(residual volume,RV)、功能残气量(functional residual capacity,FRC)、残气量与肺总量比值(RV/TLC)增高,肺活量(vital capacity,VC)减低。深吸气量(inspiratory capacity,IC)是潮气量与补吸气量之和。在慢阻肺中,IC 下降与呼气末肺容量增加有关,可作为肺容量变化的简易评估指标。深吸气量与肺总量之比(IC/TLC)可以反映慢阻肺呼吸困难程度,预测死亡风险。肺泡间隔破坏及肺毛细血管床丧失可使弥散功能受损,一氧化碳弥散量(diffusion capacity for CO of lung,DLCO)降低。

第四节　慢阻肺诊断标准

临床上诊断慢阻肺时,为减少漏诊,应全面采集病史,包括症状、危险因素暴露史、既往史、系统回顾和合并症等。慢阻肺的主要症状是慢性咳嗽、咳痰和呼吸困难,常伴有反复呼吸道感染及急性加重史。早期慢阻肺患者可没有明显症状,体征可不明显,随着疾病进展,呼吸困难加重,尤其在活动后。胸部体检可见胸廓前后径增大、胸骨下角(腹上角)增宽;呼吸变浅、呼吸频率增快、呼气时相延长、辅助呼吸肌(如斜角肌和胸锁乳突肌)参加呼吸运动,重症患者可见胸腹矛盾呼吸,部分患者在呼吸困难加重时采用缩唇呼吸方式和 / 或前倾体位。胸部叩诊可呈过清音。听诊双肺呼吸音减低,呼气延长,可闻及干性啰音或哮鸣音和 / 或湿啰音。辅助检查中肺功能检查是目前检测气流受限公认的客观指标,是慢阻肺诊断的金标准,也是慢阻肺严重程度评价、疾病进展监测、预后及治疗效果评估中最常用的指标。

对于有慢性咳嗽、咳痰、呼吸困难、反复下呼吸道感染史和 / 或有慢阻肺危险因素暴露史的慢阻肺高危人群,应常规行肺功能检查,以早期发现慢阻肺患者,及时干预治疗。

诊断标准:主要依据危险因素暴露史、症状、体征及肺功能检查等临床资料,排除可引起类似症状和持续气流受限的其他疾病,综合分析确定。肺功能检查表现为持续气流受限是确诊慢阻肺的必备条件,吸入支气管舒张剂后 $FEV_1/FVC<70\%$ 即明确存在持续气流受限。临床医生可使用图 3-2 的诊断流程进行慢阻肺诊断。

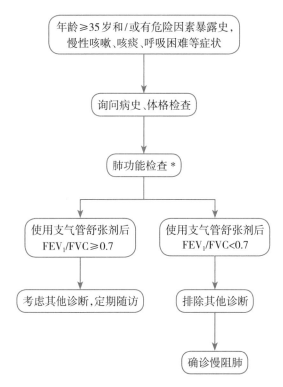

图 3-2 慢阻肺诊断流程
注:* 当基层医院不具备肺功能检查条件时,可通过筛查问卷发现慢阻肺高危个体,疑诊患者应向上级医院转诊,进一步明确诊断。

(陈燕 曹洁 吴建忠)

第四章

一般人群呼吸疾病预防的健康管理与生活方式干预

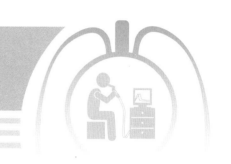

第一节　戒　烟

烟草燃烧产生的烟雾中含有多种已知致癌物,有充分证据表明吸烟可以导致多种恶性肿瘤,还会导致呼吸系统和心脑血管系统等多个系统的疾病。根据世界卫生组织报告,每 3 个吸烟者中就有 1 个死于吸烟相关疾病,吸烟者平均寿命比非吸烟者短 10 年。烟草对健康的危害已经成为当今世界最严重的公共卫生问题之一。我国现有吸烟者逾 3 亿,迫切需要对烟草危害加以预防。每年因吸烟相关疾病所致的死亡人数超过 100 万,因二手烟暴露导致的死亡人数超过 10 万。不吸烟者暴露于二手烟,同样会增加吸烟相关疾病的发病风险,并且二手烟暴露并没有所谓的"安全水平",短时间暴露也会对人体健康造成危害,通风装置存在也无法完全避免非吸烟者吸入二手烟。避免二手烟危害的唯一有效方法是室内完全禁止吸烟。

《健康中国行动(2019—2030 年)》中提出:到 2022 年和 2030 年,15 岁以上人群吸烟率分别低于 24.5% 和 20%;全面无烟法规保护的人口比例分别达 30% 及以上和 80% 及以上;把各级党政机关建设成无烟机关,逐步在全国范围内实现室内公共场所、室内工作场所和公共交通工具全面禁烟。

大量研究证据表明,戒烟可降低或消除吸烟导致的健康危害。任何人在任何年龄戒烟均可获益,且戒烟越早、持续时间越长,健康获益就越大。应使广大公众尤其是吸烟者深刻认识吸烟与二手烟暴露对健康的危害,促使人们努力创建家庭、单位和社会的无烟环境,并鼓励吸烟者积极尝试戒烟。

一、加强宣传

加大控烟宣传教育力度,提倡无烟文化,进一步加强卷烟包装标识管理,完善烟草危害警示内容和形式。积极利用世界无烟日、世界心脏日、国际肺癌日、世界慢阻肺日等卫生健康主题日开展控烟宣传,提高健康危害警示效果,让公众充分了解吸烟和二手烟暴露的严重危害。

二、加大政府支持力度

逐步提高全面无烟法规覆盖人口比例,加强各级专业机构控烟工作,确定专人负责相关工作组织实施,保障经费投入。研究推进采取税收、价格调节等综合手段,提高控烟成效。建立监测评估系统,定期开展烟草流行调查,了解掌握烟草使用情况。积极推进无烟环境建设,强化公共场所控烟监督执法。依法投诉举报在禁止吸烟场所的吸烟行为,支持维护无烟环境。在全国范围内实现室内公共场所、室内工作场所和公共交通工具全面禁烟。

禁止向未成年人销售烟草制品。将违反有关法律法规向未成年人出售烟草的商家、发布烟草广告的企业和商家,纳入社会诚信体系"黑名单",依法依规实施联合惩戒。

建立和完善戒烟服务体系,将询问患者吸烟史纳入日常的门诊问诊中,推广简短戒烟干预服务和烟草依赖疾病诊治。加强对戒烟服务的宣传和推广,使更多吸烟者了解到其在戒烟过程中能获得的帮助。创建无烟医院,推进医院全面禁烟。(具体戒烟干预详见第五章第三节)

三、全民戒烟

(1) 对于个人,倡导不吸烟者不去尝试吸烟,吸烟者尽可能戒烟,戒烟越早越好,持续时间越长获益越大,尼古丁替代疗法及药物治疗可以提高长期戒烟率。关注青少年吸烟问题,将烟草危害和二手烟危害等控烟相关知识纳入中小学生健康教育课程。加强无烟学校建设,教师不得当着学生的面吸烟,为青少年营造远离烟草的环境。孕妇吸烟可能会影响子宫内胎儿发育和肺脏生长,并对胎儿的免疫系统功能有一定影响,备孕人群及孕妇吸烟者积极戒烟,不吸烟者不去尝试吸烟。

(2) 创建无烟家庭,劝导家庭成员不吸烟或主动戒烟,教育未成年人不吸烟,让家人免受二手烟危害。充分发挥居(村)委会的作用,协助控烟政策在辖区内得到落实。

(3) 鼓励企业、单位出台室内全面无烟规定,为员工营造无烟工作环境,为员工戒烟提供必要的支持。充分发挥领导干部、医务人员、教师等的模范带头作用,要求在工作时间不允许吸烟,并应劝导、帮助吸烟者戒烟。

（肖丹　牛宏涛）

第二节　其他危险因素预防

一、燃料烟雾

柴草、煤炭和动物粪便等燃料产生的烟雾中含有大量有害成分,例如碳氧化物、氮氧化物、硫氧化物和未燃烧完全的碳氢化合物颗粒与多环有机化合物等。生物燃料燃烧时产生的大量烟雾可能是不吸烟女性发生慢阻肺的重要原因。生物燃料燃烧所产生的室内空气污染与吸烟具有协同作用。改用清洁燃料同时加强通风,能够延缓肺功能下降速率,降低慢阻肺发病风险。

二、空气污染

空气污染与非意外死亡、呼吸系统和心脑血管系统疾病死亡明显相关,空气污染直接影响人的呼吸系统。空气污染物中的颗粒物质(particulate matter,PM)和有害气体(二氧化硫、二氧化氮、臭氧和一氧化碳等)对支气管黏膜有刺激和细胞毒性作用。空气中 $PM_{2.5}$ 的浓度超过 $35\mu g/m^3$ 时,慢阻肺患病危险度明显增加。空气中二氧化硫浓度可随着 PM 的升高而升高,且与慢阻肺急性加重次数呈正相关。近年来,我国加大空气污染治理力度,减少烟尘排放,尽量避免垃圾秸秆焚烧,少放或不放烟花爆竹。重污染天气时禁止露天烧烤,建议尽量减少户外停留时间,易感人群停止户外活动,如外出,需做好户外健康防护。

防止室内空气污染,新装修的房间定期通风换气,降低装饰装修材料造成的室内空气污染,提倡简约绿色装饰;烹饪、取暖等提倡使用清洁能源(如气体燃料和电等),烹饪过程中提倡使用排气扇、抽油烟机等设备做好室内油烟排风,提高家居环境水平。根据天气变化和空气质量适时通风换气,重污染天气时应关闭门窗,减少室外空气污染物进入室内,有条件的建议开启空气净化装置或新风系统。

三、职业性粉尘

暴露于存在各类粉尘、化学物质、蒸气和烟尘的工作环境也是许多呼吸系统疾病的致病原因。当职业性粉尘(二氧化硅、煤尘、棉尘和蔗尘等)的浓度过大或接触时间过久,可导致慢阻肺发生。职业环境内接触的刺激性物质、有机粉尘及变应原等可导致气道反应性增高,通过这一途径参与慢阻肺发病。建议从事冶炼、筑路、农药喷洒,以及白灰、面粉、水泥、化工、石材等加工及采矿的工作者应加强职业防护,定期体检。

四、吸入变应原

主要见于哮喘或鼻炎等过敏性呼吸系统疾病。按变应原存在场所分为室内变应原和室外变应原,室内变应原包括屋尘螨、动物变应原、蟑螂变应原和真菌;室外变应原常见花粉和真菌。

应提醒公众对相关的致病状况引起重视,加强卫生宣教,告知患者采取适当措施,尽量避免接触相关致病变应原,建议易感人群改变不良生活习惯。

五、感染病原学变异及耐药性增加

呼吸道感染是慢阻肺发病和急性加重的重要因素。中国结核病患者人数居全球第二,且感染耐多药结核分枝杆菌的患者占 17% 以上。细菌和 / 或病毒感染是慢阻肺急性加重的常见原因。病毒感染性疾病发病率未有明显降低,且目前尚未有防治病毒的有效方法。长期广泛的抗生素使用,细菌性肺炎的病死率显著下降,但肺炎的发病率未见降低,且耐药菌的感染日益增多,老年患者病死率仍较高。儿童期反复下呼吸道感染与成年时肺功能降低及呼吸系统症状的发生密切相关。加强对呼吸道感染性病变的早期干预及规范诊疗,能更有效地预防和管理呼吸道感染性疾病。

六、社会经济地位

慢阻肺等呼吸系统疾病的发病与患者社会经济地位相关。室内外空气污染程度、营养状况等与社会经济地位相关的差异可能与慢阻肺发病存在一定内在联系。

七、个体因素

此外,慢阻肺还与遗传因素、肺生长发育情况、体重指数等个体因素有关。如慢阻肺有遗传易感性,α_1-抗胰蛋白酶重度缺乏与非吸烟者肺气肿形成有关。

(刘晓菊　吴建忠)

第三节　营养指导

合理补充营养可改善一般人群总体健康相关生活质量。在饮食上应保障均衡营养,注意食物多样性,粗细搭配、荤素适当,多吃新鲜水果蔬菜,补充维生素与纤维素,多饮水。注重全谷物、豆类和优质蛋白均衡摄入,限制摄入加工和油炸食物。

以下饮食建议有助于补充营养,预防呼吸疾病,改善生活质量:

1. 食物多样,谷类为主　《中国居民膳食指南(2016)》建议成年人每天食用 12 种食物,每周 25 种食物。每天食用谷薯类 250~400g,其中全谷物和杂豆 50~150g,薯类 50~100g。

2. 多吃蔬果、水果、奶类、豆类等,摄取足够的维生素、微量元素和优质蛋白　植物类食物容易消化,富含维生素和微量元素,可为身体提供能量,有助于抵抗炎症和感染。均衡摄入蔬菜水果,可为患者提供充足的维生素和矿物质,注意果汁不能替代鲜果。蛋白质在肌肉、骨骼、血液和免疫系统的健康中发挥关键作用。优质蛋白来源于鱼类、蛋类、家禽、乳制品、豆类、坚果和适量的红肉。奶类和豆类除富含优质蛋白,还含有丰富的脂肪、矿物质、维生素 B 和维生素 E。《中国居民膳食指南(2016)》建议成年人每天食用奶类 300g(各种奶类、特别是酸奶)、大豆及坚果类(25~35)g。

3. 少盐少油,控糖限酒　钠摄入过多可引起液体潴留,加重肺淤血和呼吸困难。一般人群应控制盐、酱油、味精等调味品,以及奶酪、火腿、咸猪肉、香肠、罐装汤、酱汤、拉面、梅干、薯片等食物的摄入。可选用不含盐调味品如柠檬汁、醋、洋葱粉、大蒜粉、胡椒等替代。可选择牛油果、坚果、椰子和椰子油、橄榄和橄榄油、油性鱼类等富含健康脂肪的食物。应避免摄入过多含糖零食、白面包、面食等几乎没有纤维的碳水化合物,可适当选择全谷物食品,如麸皮、藜麦、燕麦、大麦、豆类等复合碳水化合物作为主食,这些食物纤维含量较高,有助于改善消化系统功能和管理血糖。限制酒精摄入。

4. 摄取足够的水分　维持水分摄入有助于稀释和疏松肺和气道内的黏液,一般人群每天应摄入 1 500~1 700mL 水,提倡饮用白开水和茶水,避免饮用碳酸饮料等可以引起腹胀或抑制钙吸收的饮品。

5. 增加钙的摄入　钙对于维持骨骼、肌肉正常功能必不可少,因此要摄取含钙多的食物,如奶类、绿叶菜、豆制品等。

6. 增加钾的摄入　香蕉、牛油果、西红柿、芦笋、甜菜、橘子、深色绿叶蔬菜富含钾。钾是人体必需的矿物质和电解质,有帮助构成蛋白质和构建肌肉、分解碳水化合物、保持酸碱度平衡以及支持心脏活动等作用。此外,从饮食中摄取更多钾还有助于降低血压、预防肾结石和促进骨骼健康。

7. 少食多餐　大量进食会消耗更多的能量和氧,并导致腹胀和消化不良,因此进餐"八分饱"即可,以保持能量代谢水平稳定,促进消化。

8. 吃动平衡,健康体重　减少久坐时间,每小时起来活动,在家也要每日运动,保持健康体重。健康体重的常用判断指标是体重指数(BMI):BMI= 体重(kg)/身高(m)^2,见表4-1。

表 4-1　成人体重分类

单位:kg/m^2

分类	体重过低	体重正常	超重	肥胖
BMI	<18.5	18.5~23.9	24.0~27.9	≥28.0

(石劢　乌汗娜)

第四节　运动指导

《健康中国行动(2019—2030 年)》的重大行动之三即为全民健身行动。生命在于运动,运动需要科学。科学的身体活动可以预防疾病,愉悦身心,促进健康。定期适量进行身体活动有助于预防和改善超重和肥胖及高血压、心脏病、卒中、糖尿病等慢性病,并能促进精神健康、提高生活质量和幸福感,促进社会和谐。

对于老年人来说,身体活动的收益体现于以下健康结果:改善全因死亡率、心血管疾病死亡率、新发高血压、新发 2 型糖尿病、心理健康(焦虑和抑郁症状减少)、认知健康和睡眠;肥胖指数也能改善。身体活动还有助于预防跌倒和跌倒相关伤害,以及维持骨骼健康和减缓功能性能力衰退。

一、久坐少动行为相关建议

成年人较多的久坐行为与下列不良健康结果相关:全因死亡率、心血管疾病死亡率和癌症死亡率以及心血管疾病、癌症和 2 型糖尿病发病率。对于体力活动活跃的人而言,静坐时间所带来的不利影响会减小,其高水平的体力活动能够抵消与静坐时间相关的 30% 全因死亡风险。因此,成年人应该限制久坐时间,并鼓励将久坐时间用以进行各种强度的身体活动。为减少久坐行为对健康的不利影响,成年人应力求进行超过建议水平的身体活动。

二、运动相关建议

根据 2020 年发布的《世界卫生组织关于身体活动和久坐行为的指南》,对于成年人(18~64 岁),建议每周进行至少 150~300 分钟的中等强度有氧运动,或至少 75~150 分钟的高等强度有氧运动。例如,可采取步行、骑车等形式的中等强度活动,每天进行 2 次,每次持续 30 分钟,频率每周 5 天。同时,进行能够达到相同能量消耗水平的、中等强度和高等强度相结合的活动可获得额外健康收益。另外成年人应该进行中等及以上强度、涉及所有主要肌群的肌肉力量训练,频率为每周 2 天及以上,以获得更多的健康收益。

在每周身体活动中,老年人应该进行多样化身体活动,侧重于中等及以上强度的功能性平衡和力量训练,频率为每周 3 天及以上,以增强功能性能力和防止跌倒。

研究证明,基于体力活动和健康之间的量效关系,超过上述最低限度的体力活动可以使个体在改善体能、降低慢性疾病和残疾风险、减少不健康体重增加方面获得更多收益。体力活动强度参见附录 5-6。如需更详细的建议,参考美国卫生与公众服务部相关网站 www.health.gov/PAguidelines.

(司徒炫明　曲木诗玮　时明慧)

第五节　心 理 指 导

健康包括身体健康、心理健康和良好的社会适应能力。心理健康是健康的重要组成部分。近年来,我国以抑郁障碍为主的心境障碍和焦虑障碍患病率呈上升趋势,抑郁症患病率为 2.1%,焦虑障碍患病率达 4.98%。学会更好地调节情绪,注意自己的心理健康,即时调整心理状态,保持心理平衡,使自身处于良好的心理状态,改善抑郁和焦虑状态,也有利于促进机体功能的改善,因此提高心理健康素养非常重要。

一、个体评估

心理活动包括心理过程和个性特征两部分:心理过程指感知、思维、记忆、情感、意志等表现形式;个性特征指在心理过程中表现出来的具有个人特点的、稳定的心理倾向与特征,如兴趣、信念、动机、气质、能力、性格等等。心理活动正常与否是一个相对概念,是通过对比产生的。一是与社会常模对比,二是与过去的自己进行比较,如果差异过大,提示可能存在一定的心理活动异常,也可借助心理测查量表作为参考工具。

90项症状清单(Symptom Check List-90,SCL-90),又称症状自评量表(Self-report Symptom Inventory),共计90个项目,包含了感知、思维、情感、意志行为等比较广泛的精神症状。该量表常作为门诊筛查量表,测查人群中可能存在的心理障碍,主要用于评定被测者是否具有某种心理症状,以及症状的严重程度。SCL-90适用范围主要是成人焦虑障碍、适应障碍及其他轻性精神障碍,不适合精神分裂症及双相情感障碍躁狂发作等重性精神疾病。量表内容包括9个因子,如果总分超过160分,或某因子分超过2分,建议咨询专业心理医生以解读测查结果。

二、指导方法

对于环境压力的调适需注重方式方法,培养良好应对习惯,保持乐观情绪。抗压能力强的个体具备的特质包括:身体强壮、态度积极、乐观开朗、意志坚定、阅历丰富、家庭和睦、人际关系良好、行为目标性不特别强烈。

(一) 减轻心理压力的方法

1. 去除外因　如改进工作方法提高效率,改变工作岗位,适当减少工作量,控制工作节奏,降低欲求等。

2. 调适内因　如锻炼身体,适当有氧运动,练习冥想、深呼吸放松训练等。

3. 增加社会和家庭支持　如改善人际关系和家庭氛围,向朋友和家人倾诉,塑造自我形象以增强信心,积极参加集体活动等。

(二) 培养良好应对习惯,保持乐观

1. 合理膳食,充足睡眠,多看书学习,乐观处世,敢于实践,化压力为动力。

2. 适当宣泄,转移注意力,放松运动,自我暗示和安慰,让压力随时间而逝。

3. 用科学方法缓解压力,摒弃不健康的减压方式,如吸烟、饮酒等,不逃避,不消极。

4. 跳出负面思维,学会内省和接纳不良情绪,培养幽默感和愉快体验,站在客观的角度上辩证评价生活事件。

5. 积极求助,寻求心理医生的帮助,对问题及时评估和干预。

(徐锋 铁常乐)

第六节 健康随访

一般人群呼吸疾病预防的健康随访集科普宣教、筛查评估、动态随访于一体,以期为实施覆盖全人群、全生命周期、全方位的呼吸疾病健康管理提供指导。健康随访工作不仅可帮助体检者早期发现影响健康的高危风险,还可做到疾病的早防早治,减缓疾病进展,降低医疗费用,提高院前、院后医疗服务水平。

一、随访内容及要求

(一) 自主管理

个人是健康管理的第一责任人,做好自我健康管理,提高健康素养和自我保健意识,定期主动监测个人呼吸疾病相关健康状况,针对危险因素进行筛查评估,采取针对性干预措施(如佩戴口罩),定期评价自身健康管理效果。

1. 倡导 18 岁及以上人群积极参加各类呼吸疾病科普宣教活动,获取正规平台发布的科普知识,了解肺功能检查的基本过程,知晓个人肺功能水平。

2. 倡导 40 岁及以上人群每年进行 1 次肺功能及低剂量胸部 CT 检查。

3. 倡导 60 岁及以上人群每年接种 1 次流行性感冒(简称"流感")疫苗,必要时每 5 年接种 1 次肺炎疫苗。

4. 倡导出现呼吸系统症状(咳嗽、气短、喘息、呼吸困难等)时及时就医。

5. 倡导公众尽早戒烟,保持营养均衡、心理健康、适当锻炼。

(二) 基层医疗卫生机构管理

基层医务人员是健康的守门人。鼓励有条件的医疗机构/地区,以居民电子健康档案为载体,依托家庭医生团队,或联动疾病预防控制机构,推动呼吸疾病健康规范化管理,建立呼吸疾病健康档案。可借鉴"幸福呼吸"中国慢阻肺规范化分级诊疗推广项目筛查模式,每年对辖区人群进行筛查和随访,跟踪肺功能水平变化情况。定期开展形式多样的慢阻肺相关培训及科普宣传,提高医务人员及辖区居民对慢阻肺的认知程度。部分地区还可探索试点"互联网 + 肺功能管理"模式,利用便携式肺功能仪为居民测量肺功能,并利用智能终端设备上传数据,实现远程社区肺功能监测和健康随访。体检机构应将肺功能检查和低剂量 CT 纳入体检项目中,并为 40岁及以上人群提供肺功能检查建议。

(三) 二、三级医疗卫生机构管理

依托现有的国家、省、市、县慢性病防治机构、呼吸区域医疗中心、呼吸专科医联体及中国县域慢阻肺规范管理网络,由二、三级医疗卫生机构的医生定期为基层长期肺功能监测和呼吸疾病管理提供技术支持与培训。

二、随访形式

健康人群可利用手机应用程序(APP)、网络、电话实现远程随访,或定期前往医疗机构进行面对面随访,形式根据个人时间灵活选择,主动关注自身肺功能水平和呼吸健康状态。

三、其他健康管理建议

鼓励企业、公益慈善组织、商业保险机构等参与人群慢阻肺风险评估、健康咨询和健康管理建设中,创新呼吸疾病早期筛查模式,研发新技术,培育个性化服务,深入推进以慢阻肺为代表的慢性呼吸疾病健康管理服务产业发展。

(程文　任晓霞　牛宏涛)

第五章

慢阻肺高危人群的健康管理与生活方式干预

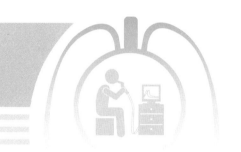

第一节　健康管理流程

健康管理的核心思想是对影响健康的各种相关因素进行干预和控制,变疾病的被动治疗为主动的健康干预,最大限度地促进健康。慢阻肺高危人群的健康管理采取预防为主,防治结合,提供控制慢阻肺多种危险因素的综合策略与措施。

高危人群健康管理方案包括:建档,慢阻肺筛查,制订健康管理计划(如戒烟、定期做肺功能检查),避免危险因素暴露,告知到医院就诊时机,了解临床表现等。

一、健康监测与信息收集

在基层医疗机构对慢阻肺高危人群进行健康干预,是阻止或延缓慢阻肺发生的关口前移的治疗手段。通过在社区监测并收集个体的健康相关因素,以发现慢阻肺危险因素,确定高危人群。针对高危因素进行筛查、健康指导与干预,是健康管理的第一步。

二、健康评估

(一)生活方式评估

主要从慢阻肺危险因素展开(包括吸烟状况、营养与运动状况、慢性呼吸道症状、职业性粉尘和化学物质接触状况等),对危险因素进行评估,发现主要问题,开展相应生活方式等的健康指导。

(二)慢阻肺的筛查评估

高危人群应常规开展慢阻肺筛查,主要是肺功能检查,及时发现慢阻肺患者,没有条件的基层医疗机构可以开展问卷筛查,发现疑似患者则及时转诊,实现慢阻肺早期干预和诊治。慢阻肺高危人群筛查流程见图3-1(详见第三章第二节慢阻肺筛查方法和流程)。

三、健康干预与行为指导

(一)生活方式与行为指导

包括戒烟指导,营养干预,康复锻炼,认知心理行为干预,遵医行为指导等。

祛除危险因素是基层医疗机构高危人群指导里的重要组成内容。通过建立健康档案,基层医务人员可以掌握高危人群的基本情况及主要的危险因素,实行危险因素健康干预,指导、协助、干预居民脱离危险因素。

(二)高危人群药物治疗管理

高危人群如果有明显咳嗽、咳痰、呼吸困难可以应用相应治疗药物对症治疗。这类人群经常有因为气短或呼吸困难使用慢阻肺吸入药物的情况,尽管这类人群药物治疗的效果评价尚缺乏循证医学证据。

(三)监测和控制呼吸系统症状

部分高危人群可以有慢性咳嗽、咳痰、呼吸困难等症状,且经常由于气候骤然变化、感冒、空气污染加重等原因使症状加重。需要密切监测这类人群呼吸系统症状变化,定期呼吸专科医师随访,及时给予对症治疗。

(四)每年检查肺功能

慢阻肺高危人群即使支气管舒张试验后肺功能检查正常,仍不可掉以轻心,因为有明确的危险因素暴露史或呼吸系统症状,所以需要每年检查肺功能一次,以期尽早发现肺功能的快速下降,尽早干预治疗。

(五)呼吸康复指导

慢阻肺高危人群尤其是伴有慢性呼吸系统症状的人群,应当指导其进行有效的呼吸康复锻炼,加强气道廓清和引流,改善活动后气短等症状。可组织高危人群以小组形式集中康复锻炼,也可教会高危人群在家中进行康复锻炼,主要包括有氧运动、呼吸肌锻炼、气道廓清技术等。

(毛毅敏　唐星瑶)

第二节　健 康 教 育

一、远离疾病危险因素

对高危人群应该加强慢阻肺的健康宣教及管理工作,做好疾病的三级预防,定期监测并远离疾病危险因素,加强早期风险筛查和分层管理,不断调整生活方式干预的力度和强度,预防和延缓慢阻肺的发生。

（一）戒烟、远离二手烟

吸烟是慢阻肺最重要的危险因素。被动吸烟也可能导致呼吸道症状及慢阻肺发生，对于不吸烟者，一定要远离二手烟的侵害。因此，戒烟是所有吸烟慢阻肺高危人群的首要干预措施，应该强烈鼓励和支持所有吸烟者戒烟，戒烟可以明显延缓肺功能下降，有可能阻止肺部病变进展至慢阻肺（详见第五章第三节戒烟干预）。

（二）防范职业性或环境污染对身体的危害

职业性粉尘（二氧化硅、煤尘、棉尘和蔗尘等）的浓度过大或接触时间过久，都是慢阻肺患者的高危职业暴露，在职业环境中接触的刺激性物质、有机粉尘及变应原，均可参与慢阻肺的发病，因此，建议职业暴露人群在条件允许时避免持续暴露于潜在的刺激物中。工作环境要及时进行通风换气。空气污染也是引起慢阻肺的原因之一。空气污染物中的颗粒物质（PM）、有害气体物质、SO_2 对气道黏膜有刺激和毒性作用，均与慢阻肺的发生有一定关系，且与慢阻肺急性加重次数呈正相关。医务人员应告诫高危人群，在空气污染的时候，尽量减少外出，即使要外出，也应该戴防雾霾口罩加以防范。回家后及时清洗裸露皮肤以及鼻孔。有条件者，可在家中使用空气净化器，并注意定期更换滤芯。

（三）警惕厨房油烟及生物燃料暴露带来的危害

做饭时的油烟，是不吸烟女性发生慢阻肺的重要原因之一。因此，做饭时建议使用无污染炉灶，提前 3~5 分钟开抽油烟机，做完饭晚关抽油烟机 3~5 分钟。另外，有些农村地区还在用柴草、庄稼秆、木头、动物粪便等生物燃料生火，其烟雾含有害成分碳氧化物、硫氧化物、氮氧化物等，也会刺激呼吸道并诱发慢阻肺。建议加强厨房通风或使用清洁炉灶等，有助于减少生物燃料燃烧带来的长期危害。

（四）避免呼吸道感染

呼吸道感染是慢阻肺高危人群呼吸系统症状加重的一个重要因素。室内要保持空气清新，每日通风半小时以上。在严冬季节或气候突变时，要注意保暖，及时增减衣物，室内温度要保持相对稳定，冬季室内温度应在 18~20℃为宜。另外，还要注意少去人口密集的公共场所，注意饮食均衡，适当坚持活动锻炼，增强体质。老年高危人群也可以注射流感疫苗或肺炎链球菌疫苗，减少因流感或肺炎链球菌感染导致呼吸系统症状加重。

二、定期体检进行疾病风险评估

（一）定期肺功能检查

慢阻肺患者早期往往没有明显症状，只是咳嗽、咳痰，很多吸烟患者会当做是吸烟造成的，不以为然，慢慢就会有呼吸困难的情况。呼吸困难是慢阻肺最经典的表现，但很多人会忽视。很多患者通常在一个偶然的小感冒急性加重之后，慢阻肺才暴露出来，而此时病情往往已经发展到中、重度，呼吸功能下降较严重。肺功能检查被称为慢阻肺诊断的金标准，对慢阻肺的诊断、严重度评价、疾病进展、预后及治疗反应等具有重要意义。建议长期吸烟者及二手烟暴露人群，40岁及以上人群（也有卫生政策提出35岁及以上人群），长期接触粉尘和有毒有害化学物质者，有慢性咳嗽、咳痰、呼吸困难症状者应每年检查肺功能，以便早发现、早治疗。

（二）自我检测或症状自测

对于患者而言，自我检测的方式通常是通过症状来了解。例如在初期，经常会有明显的身体不适，表现为活动后气急，伴有咳嗽、咳痰，症状虽然不太突出，但应多加留意，特别是属于高危人群的人员，应及早去医疗机构进行检查。"你经常每天咳嗽数次？""你经常有痰？""你是否比同龄人更容易感觉气短？""你的年龄是否超过40岁？""你现在是否吸烟或者你曾经吸烟？"针对五个慢阻肺自测问题，如果有三个以上的答案选择了"是"，那么就应该及时向医生咨询，并进行肺功能检查，及早确定是否患慢阻肺。

三、综合健康管理和生活方式干预

（一）合理膳食，营养均衡

对于慢阻肺高危人群，应关注自己的营养状态，体重有无明显下降，饮食结构是否合理。饮食原则可以概括为：二高一低，即高蛋白、高脂肪、低碳水化合物。降低碳水化合物摄入；减少饱和脂肪摄入，改善脂肪质量；增加蛋白质供给，尤其以优质蛋白为主；多摄入多种维生素、高纤维食物，摄入足够的水分。

（二）适度运动，控制体重

慢阻肺高危人群可以选择适宜的运动以增加活动量，提升免疫力及全身的耐力，对于改善心肺功能非常有帮助。运动方式可以选择散步、慢跑、太极拳、打球、游泳这类全身锻炼的活动。运动贵在坚持,运动锻炼后,心肺对日常活动的负荷能力增强,机体免疫力得到改善,个人生活质量得到提高。此外,慢阻肺高危人群往往存在其他共存疾病,特别是心脑血管疾病和/或代谢性疾病,因此对于高危人群还需加强体重、血糖、血压和血脂等危险因素的控制。

(三) 改变不良生活习惯

除了戒烟是首要需改变的不良习惯外,慢阻肺高危人群在日常生活中要限制酒精摄入量,饮食宜清淡,限制盐摄入量,多吃蔬菜水果,多饮水,避免久坐久卧。很多人都有晨练的习惯,但应注意外出锻炼的时机,在秋冬季节,早晨空气里氧气含量少,不适合慢阻肺患者或高危人群进行锻炼;可以改在下午两三点到傍晚落日前去空气清新的公园散步比较合适。

(肖志华　李杰红)

第三节　戒　烟　干　预

慢阻肺高危人群是有长期吸烟史或其他危险因素暴露史,但肺功能受损还没有达到慢阻肺诊断标准的人群。吸烟通过损害肺部结构、肺功能和呼吸道免疫系统功能,引起多种呼吸系统疾病,吸烟年限越长,吸烟量越大(吸烟指数越高),疾病发病风险越高。与非吸烟者比较,吸烟者的肺功能指标 FEV_1 年下降率更快,戒烟可明显降低慢阻肺发病风险,并改善预后。对这类人群需开展更积极、强有力的干预措施,防止高危人群最终进展到慢阻肺。

一、烟草依赖的定义

尼古丁是一种可导致躯体依赖和耐受的强效精神活性物质,在缺乏尼古丁时,吸烟者产生对香烟的渴求并出现尼古丁戒断症状的现象称为烟草依赖。

二、烟草依赖的诊断

参照国际疾病分类(international classification of diseases,ICD-10)中药物依赖的诊断条件,烟草依赖的临床诊断标准为:

在过去1年的时间内体验过或者表现出下列6条中的至少3条,可以做出诊断:

①强烈渴求吸烟;②难以控制吸烟行为;③当停止吸烟或减少吸烟量后有时会出现戒断症状;④出现烟草耐受表现,即需要增加吸烟量才能获得过去吸较少烟量即可获得的吸烟感受;⑤为吸烟而放弃或减少其他活动及喜好;⑥不顾吸烟的危害而坚持吸烟。

烟草依赖严重程度的评估:对于烟草依赖的患者,可以用 Fagerström 尼古丁依赖性评分表(Fagerström Test for Nicotine Dependence,FTND)(见附录 3-1)或吸烟强度指数(heaviness of smoking index,HSI)(见附录 3-2)来评估其严重性。

三、治疗

(一) 戒烟流程

1. 简短临床戒烟问诊流程(图 5-1)

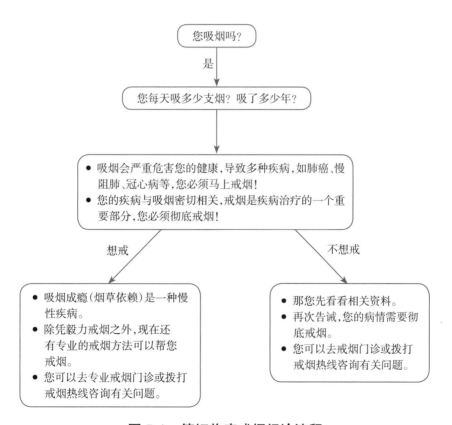

图 5-1　简短临床戒烟问诊流程

2. 强化戒烟流程图（图 5-2）。

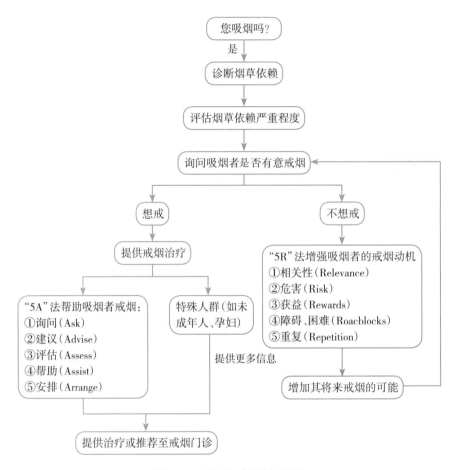

图 5-2　强化戒烟流程图

注："5A"法帮助吸烟者戒烟（见附录 4-1），"5R"法增强吸烟者的戒烟动机（见附录 4-2）。

（二）药物治疗

常见戒烟药物，主要包括（见附录 4-3）：

1. 尼古丁替代治疗（nicotine replacement therapy，NRT）含尼古丁的制剂，减少渴望及戒断症状，减少吸烟的奖赏效果。包括贴剂、咀嚼胶、鼻喷剂、口腔喷剂。

2. 安非他酮（bupropion）非典型抗抑郁药，通过作用于多巴胺受体及去甲肾上腺素通路发挥作用。可能有尼古丁拮抗作用，用于减少吸烟冲动。

3. 伐尼克兰（varenicline）尼古丁 $\alpha_4\beta_2$（乙酰胆碱受体）受体部分激动剂，与受体结合力大于尼古丁，用于减少吸烟冲动。

4. 联合用药已被证实有效的药物组合包括：①长疗程的尼古丁贴剂（治疗 >14

周)+其他 NRT 类药物(如咀嚼胶);②尼古丁贴片 + 盐酸安非他酮缓释片。

(三) 非药物治疗

非药物治疗包括戒烟热线和各种互联网戒烟咨询等。我国戒烟热线(全国戒烟热线 400-808-5531 或 400-888-5531)由经专业培训的热线咨询员为呼叫者提供戒烟咨询服务。鉴于我国戒烟热线资源短缺的状况,全国公共卫生热线(12320)也为群众提供戒烟咨询服务。

四、戒断症状

吸烟成瘾后,在戒烟过程中会出现各种各样的症状,称为"戒断症状"(见表 5-1),但并非每人都出现所有症状。最早可能在停止吸烟一两个小时左右,就会感觉到各种各样的不适。在 14 天左右,这种不适可能会达到一个峰值。此时如果撑不住,就有可能会放弃戒烟计划。应告诉患者,坚持下去,4 周左右这些戒断症状和不适就会逐渐减退、消失。戒烟有时需要多方面协助,如提供心理疏导、帮助减轻压力等。

表 5-1 烟草戒断症状

症状	持续时间 / 周
易激惹	<4
抑郁	<4
不安	<4
注意力不集中	<2
食欲增加	>10
睡眠障碍	<1
吸烟渴求	>2

注:烟草依赖者会出现戒断症状,但并非每个人都会出现所有症状;戒断症状不是长期持续存在的,大部分症状在戒烟后 4 周内消失;患者可通过使用戒烟药物及改变认知与行为等方法缓解戒断症状。

五、随访

开始戒烟后,应安排随访至少 6 个月,6 个月内随访次数不宜少于 6 次。随访形式可要求戒烟者到戒烟门诊复诊或通过电话了解其戒烟情况。

(肖丹　牛宏涛　尤玲燕)

第四节　营　养　干　预

慢阻肺高危人群经常会伴随着肺外(全身)表现,如体重减轻、营养不良和骨骼肌功能障碍,这将导致慢阻肺发病风险升高,生活质量下降。饮食已被认为是慢性疾病发展的一个可改变的危险因素,营养干预可以作为慢阻肺高危人群管理的组成部分。

一、饮食模式

过去几十年来我国饮食模式发生了巨大变化,水果、蔬菜和鱼类的消费减少,加工及精制食品的消费增加。饮食因素可能调节不良环境暴露或遗传倾向对肺的影响,也可能对肺功能、疾病发生发展所涉及的生物过程产生直接(保护或有害)影响。地中海饮食模式是指以家禽、蛋类、鱼类、橄榄油、蔬菜、豆类、乳制品、甜点、水果、坚果和干果为主要食物来源的饮食,地中海饮食是最健康的饮食模式之一,能够降低常见慢性疾病的发病率和死亡率。地中海饮食模式中特有的食物和营养物质(水果、蔬菜、海鲜、坚果、豆类、维生素、多酚等)具有抗炎、抗氧化等有益的功能,多项研究已发现其与肺功能改善和慢阻肺预防有关。

二、不同营养物质的健康作用

(一) 维生素和非维生素抗氧化剂

水果和蔬菜富含维生素和非维生素抗氧化剂。有研究发现饮食中摄入维生素 C 含量较高,与 FEV_1 较高有关,还可以降低慢阻肺的发病率和死亡率。维生素 E(又称生育酚,一种脂溶性抗氧化剂)与维生素 C 协同作用,能够打破脂质过氧化链反应,保护肺免受氧化损伤。脂溶性抗氧化类胡萝卜素(番茄红素、叶黄素、玉米黄质和 β-胡萝卜素、隐黄素),其血清水平与肺功能指标(FEV_1、FVC)呈正相关。然而,在吸烟者中长期补充 β-胡萝卜素或 α-生育酚的作用尚未确定。多酚是天然存在于植物食品中的最丰富的抗氧化剂,多酚的最佳来源之一就是水果,尤其是深色水果,如李子、樱桃和浆果等,此外,苹果、梨、葡萄和香瓜的多酚含量也很丰富。蔬菜的多酚含量通常比水果低,洋葱、花椰菜、卷心菜、芹菜等是多酚的良好来源。谷物和豆类食品如菜豆、豌豆和坚果等也是多酚含量丰富的食物。多酚类食物与预防慢性疾病,包括脑血管疾病、神经退行性疾病和癌症,以及促进健康老龄化有关。

(二) 矿物质

老年人、体重不足的严重慢阻肺患者的微量营养素中血清钙、镁和硒水平低于正常值,与膳食摄入量低有关。对日本成年人的一项研究发现,钙、磷、铁、钾和硒的摄入量与肺功能指标(如 FEV_1)呈正相关,饮食钙摄入量与慢阻肺风险呈负相关。研究发现镁摄入量与肺功能、气道高反应性和喘息之间有很强的关联,提示镁在呼吸功能和慢阻肺中发挥有益的作用。

(三) 全谷物和膳食纤维

提高全谷物摄入量对肺功能具有独立有益作用,可以防止慢性呼吸系统疾病患者的死亡。全谷物中富含叶黄素、酚酸、黄酮类化合物、植酸、维生素 E、硒和必需脂肪酸等,对呼吸和非呼吸系统疾病均发挥有益作用。全谷物以及水果和蔬菜可归因于其富含纤维,具有抗氧化和抗炎的特性。总膳食纤维摄入量与肺功能呈正相关,与慢阻肺发病率和患病率存在负相关。研究发现较高的总膳食纤维摄入量降低了约 40% 的慢阻肺发病风险。

(四) 饮酒和酒精

在一般人群中,酒精的摄入与呼吸健康有重要的关联。以往的流行病学研究发现,与非饮酒者相比,低量饮酒(1~30g/d)的受试者 FEV_1 水平较高,慢阻肺症状较少,慢阻肺的急性加重风险降低。大量的酒精摄入被证明对肺功能有负面影响。在不同的酒精来源中,只有葡萄酒摄入量(>7.4g/d)与 FEV_1 呈正相关。有趣的是,摄入水果(>180g/d)、全麦(>45g/d)和酒精(1~30g/d)对 FEV_1 和慢阻肺症状有独立有益作用且具有叠加效应。

(五) 维生素 D

维生素 D 除通过饮食摄取外,主要取决于太阳照射,与肺的生长发育、肺功能、慢阻肺发病率、疾病症状、严重程度和进展相关。较低的血浆维生素 D 水平与慢阻肺风险有关。维生素 D 水平低的患者(即活性代谢物 25-羟基维生素 D<25nmol/L)补充维生素 D 会获益,可以减少骨质疏松症和跌倒的风险。

三、对肺功能和慢阻肺有潜在影响的食物

在潜在的有害食品中,经常食用腌制食品(培根、热狗和加工肉类)与红肉和肺

功能之间有统计学上的显著负相关,这与其他非呼吸性疾病(包括糖尿病和癌症)的有害影响证据一致。腌制肉类的摄入增加了慢阻肺再入院的风险。总的来说,随着加工红肉的消费增加(>75~785.5g/周),慢阻肺的风险增加。

除了胆固醇和饱和脂肪酸含量高外,加工红肉的缺点还包括亚硝酸盐的存在,在制作过程中,亚硝酸盐作为防腐剂、抗菌剂和固色剂添加到加工肉类中。亚硝酸盐产生活性氮,促进和放大气道及肺实质中的炎症过程,导致 DNA 损伤,抑制线粒体呼吸,细胞功能障碍。动物模型中,慢性暴露于亚硝酸盐会引起肺气肿样病理改变。亚硝酸盐也是烟草烟雾的副产品。腌制的肉类也含有大量的钠,可能会增加支气管的高反应性,并可能引起炎症。

食用血糖指数高的食物,如精制谷物、甜点、糖果和加糖饮料,除了增加肥胖的风险外,高血糖还可能引发氧化应激相关的炎症反应,与肺功能受损有关,并可能通过影响气道葡萄糖浓度促进肺部感染。此外,过量饮用含有果糖软饮料(>5 次 / 周)与慢性支气管炎有显著相关性。

(石劢)

第五节　运 动 干 预

目前暂无高质量临床证据支持对慢阻肺高危人群开展有针对性的运动处方。基于现有证据,对一般人群的运动建议同样适用于慢阻肺高危人群(具体可参见第四章第四节)。区别在于,慢阻肺高危人群需要审视自身存在的健康问题,根据个体的耐受能力对运动方式和强度进行调整,避免不良事件发生。

首先,要保证个体在开始运动计划前呼吸系统状况相对稳定。在此基础上,鼓励进行所有可以进行的体力活动。若无法达到一般人群建议的活动水平,一方面可以将持续活动调整为间歇活动,如将活动时长控制在 5~15min/ 组,组间休息,最后将多组时长累积;另一方面可以尽可能地做自身可耐受的低等强度体力活动,从而避免静坐少动的状态。体力活动强度参见附录 5-6。对于存在功能受限或慢性疾病影响体力活动的高危人群,建议在物理治疗师等专业人员的指导下进行初次评估和运动。尤其注意在刚开始参加体力活动时,从较低强度开始、运动持续时间不要太长,耐受后可以尝试着继续增加运动量。

对于营养状况较差、体重指数较低的人群,建议在营养师等专业人员的指导下制订膳食计划。尤其注意在增加体力活动的同时监测体重、体成分和肌肉功能。

(司徒炫明　曲木诗玮　时明慧)

第六节　心理干预

慢阻肺高危人群产生的多种躯体不适,如咳嗽、咳痰、呼吸困难,可能面临的功能和体力下降、生活自理能力的损害等对于患者及其家属都是一种压力,需要他们通过不断改善应对策略和人际环境来适应。

没有人能够完美地应对所有问题,若应对不良则会表现出意志消沉、情绪悲伤、快感缺失、焦虑、对结局恐惧以及疼痛等不适感。相对成功的应对者则会尽可能了解自己的疾病,获取知识弥补未知领域,并且愿意向专业人士请教和求助。

表 5-2 中为应对良好者和应对不良者的特征:

表 5-2　应对良好者和应对不良者的特征

应对良好者的特征	应对不良者的特征
勇于克服困难,保持积极的心态	自我期望过高,观念刻板,不愿妥协或求助
实事求是,着重处理当下的问题	绝对化,看待别人的做法过于狭隘
集思广益,融会贯通,优化方法,减少损失	固执己见或者没有主见、盲从
对可能的结果有心理准备和应对措施	过度否定,追求合理化,抓不住主要矛盾
处事灵活,能听取别人的建议,但是有主见,自己做出决策	犹豫不决,难以取舍,不愿实践,因此更加消极
沉着冷静,保持清醒,不感情用事	容易冲动

一、个体评估

吸烟是公认的慢阻肺重要发病因素之一。吸烟者最初接受烟草的原因可能是复杂的,包括性格特点具有冲动性、自控力差;对烟草危害的漠视;在不良情绪下,把吸烟当作增加正性情绪的方法等等。

因此,在高危人群中需要关注个体的性格特征、应激性生活事件或引起持续性不愉快的环境改变对个体情绪状态的影响,以及相应的认知和行为结果等等。对于负性情绪状态,可利用自评心理量表进行评估。常用于评价抑郁状态的量表包括抑郁自评量表(Self-rating Depression Scale,SDS)和 9 项患者健康问卷(Patient Health Questionnaire-9,PHQ-9);焦虑状态量表包括焦虑自评量表(Self-Rating Anxiety Scale,SAS)和 7 项广泛性焦虑障碍量表(Generalized Anxiety Disorder-7,GAD-7)。对于常与负性情绪伴随出现的失眠症状,可通过失眠严重指数量表(Insomnia Severity Index,ISI)进行评定。需要注意的是,自评量表由于被测者心理暗示等原因可能会导致结果与客观实际存在一定误差,故结果仅供参考。以上量表经常用于情绪症状的筛查和严重程度评定,但是不能用于抑郁障碍或焦虑障碍的诊断。当自测的结果处于中等严重程度及以上的时候,建议及时到精神科或者心理咨询科就诊,并结合他评量表如汉密尔顿抑郁量表(Hamilton Depression Scale,HAMD)(详见附录 6-2)和汉密尔顿焦虑量表(Hamilton Anxiety Scale,HAMA)(详见附录 6-3)作为临床参考。

二、心理干预

高危人群心理问题更多地集中于对可能出现的慢性疾病的应对策略,应注重压力调适和必要的心理支持。

应对策略是人们为了追求摆脱困扰、临床获益、情绪稳定和维持功能平衡而采取的处理问题的行为。高危人群针对可能出现的慢性疾病的应对是一个复杂过程,其中结合了对自我了解认识、不良习惯纠正、行为指导和训练,以及获取外界资源等等方式。应对方式不仅取决于问题的本质,即可能发展为慢阻肺的临床症状,还取决于在应对过程中可获取的心理、物质以及社会支持。由于疾病的性质,采取应对策略的意义可能不是一劳永逸地解决问题,而是让自己了解问题的实质并且知悉怎样做才能正确地将问题予以处置。

(一)达成治疗联盟

良好的应对需要开放的交流方式,医患双方的共情和彼此尊重是基础,面对高危风险和紧张情绪,患者应积极向医生求助,寻找有效预防技能。

(二)积极的健康教育

当面临未知且具有威胁性的事件,高危人群较普通人群更容易产生焦虑情绪。因此,积极的健康教育是必要的,通过有效的健康知识普及,有利于消除高危人群对疾病的恐惧心理。

（三）加强心理健康宣教

增强高危人群的心理健康意识，普及压力调适和情绪管理的技巧，保持良好情绪状态。

（四）社会支持是重要的心理干预手段

在评估患病风险和需求时，应找出导致问题的环境压力，例如健康状况、家庭责任、婚姻及性生活中的角色、经济条件、社会期望、自我形象、不满足感等等。社会支持不是盲目地给予安慰，而是有针对性地找出、理顺并解决问题，增强对治疗干预的信心并能更好地应对这些问题。具有信心意味着能够客观清醒地应对风险。在卫生习惯和行为养成上需要周而复始地进行自我认识、指导、矫正，这种压力是持续存在的，但由压力造成的焦虑情绪始终与信心呈对立关系。信心越强，应对越好，压力造成的焦虑和痛苦也就越小。

（五）专业的心理干预手段

如果高危人群在应对疾病的过程中产生了持续不良情绪，也可以寻求专业的心理治疗以缓解情绪。研究显示，专业的心理治疗和干预技术，对提高高危人群及患者的自我效能，控制不良情绪，改善生活质量是有效的。

1. 认知行为疗法　一种短期的结构化心理干预模式。首先会对患者的认知过程、情感和行为之间的关系进行评估，通过改变不合理认知，并在此基础上矫正不健康的行为模式，来解决相应的心理问题。

2. 集体心理治疗　根据一些共同的特点将患者分成不同的小组，定期在治疗师的引导、启发与帮助下进行治疗性聚会。利用集体中成员之间的相互作用，使参与者对自己的问题有所领悟和认识，从而解决心理冲突。

（铁常乐）

第七节　健　康　随　访

慢阻肺高危人群健康随访部分同样集科普宣教、筛查评估、动态随访于一体，积极做好慢阻肺的预防工作，做到疾病的早防早治，可以有效降低医疗费用，提高院前、院后医疗服务水平，同时还可提高高危人群的生活质量。

一、随访内容及要求

（一）自主管理

倡导高危人群戒烟、远离有害粉尘颗粒或气体、预防感染、接种疫苗、避免劳累、适当锻炼、调节心理压力、注意饮食健康。

倡导高危人群定期体检，每年进行1次肺功能检查，每年进行低剂量胸部CT检查。

（二）基层医疗卫生机构规范管理

针对慢阻肺高危人群的规范管理最重要的是预防，要提高高危人群的预防意识。这就需基层医疗卫生机构医务人员开展宣传教育，定期开办相关知识讲座，从而不断地提高高危人群的预防意识。此外，亦可借鉴"幸福呼吸"中国慢阻肺规范化分级诊疗推广项目筛查模式，每年对辖区高危人群进行筛查和随访，跟踪肺功能水平变化情况，依据筛查结果，及早发现高危人群肺功能的下降并指导相应诊治。

（三）二、三级医疗卫生机构管理

对慢阻肺高危人群以监测为主的呼吸疾病健康管理工作进行质量控制和评价。针对筛查出的慢阻肺高危人群，指导基层医疗卫生机构做好患者教育及动态监测，采取必要机制予以反馈和协助提升改善。

二、随访形式

与健康人群相比，高危人群建议增加面对面随访，定期前往医疗机构行肺功能检查，密切监测肺功能变化。同时也要随访高危人群危险因素暴露情况及预防情况，特别是戒烟，需每次就诊时都进行戒烟干预。另外，对于有症状的高危人群，要监测症状的变化，特别是气候骤变，空气污染严重，感冒等情况下症状的恶化情况，及时给予治疗。

三、其他健康管理建议

与健康人群类似，亦可鼓励企业、公益慈善组织、商业保险机构等参与慢阻肺高危人群风险评估、健康咨询和健康管理建设中，创新呼吸疾病管理模式，研发新技术，培育个性化服务。

（吕燕平　任晓霞）

第六章

慢阻肺患者的健康管理与治疗

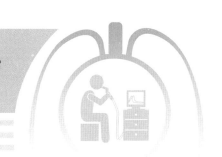

第一节 管理流程

慢阻肺患者按照疾病分期,分为稳定期和急性加重期,不同疾病分期干预和治疗的策略不同。慢阻肺患者的健康管理包括危险因素的强化干预、症状监测、肺功能监测、急性加重的预防和监测、合并症的监测、药物治疗的依从性和效果监测、非药物干预措施的实施等诸多方面,详见图6-1。

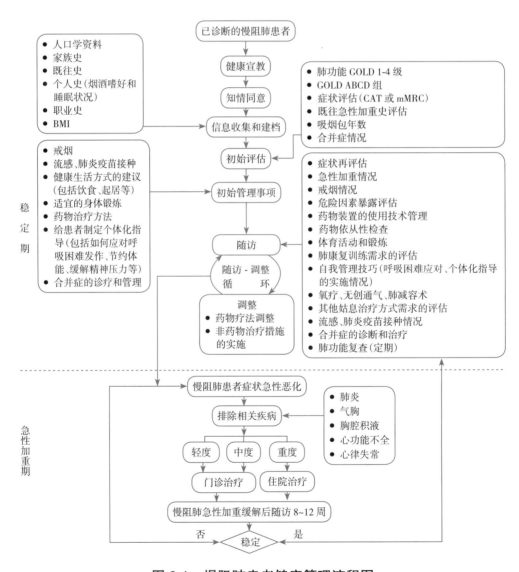

图 6-1 慢阻肺患者健康管理流程图

注:CAT、mMRC、肺功能 GOLD 分级、GOLD 分组详见附录 8-1、附录 8-2、附录 8-3、附录 8-4。

第二节　慢阻肺的综合评估

慢阻肺病情评估应根据患者的临床症状、肺功能受损程度、急性加重风险以及合并症/并发症等情况进行综合分析,其目的在于确定疾病的严重程度,包括气流受限的严重程度、患者健康状况及未来不良事件的发生风险(如急性加重、住院或者死亡等),以最终指导治疗,见图6-2。

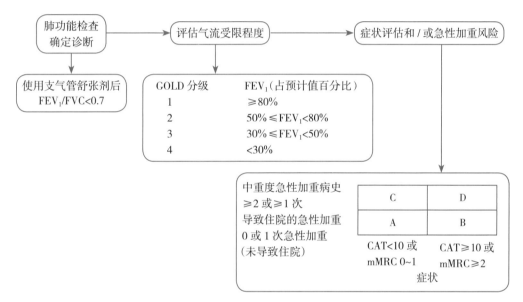

图 6-2　慢性阻塞性肺疾病综合评估示意图

一、症状评估

症状评估可采用改良版英国医学研究委员会(Modified British Medical Research Council,mMRC)呼吸困难问卷(见附录8-2)对呼吸困难严重程度进行评估,或采用慢阻肺患者自我评估测试(COPD Assessment Test,CAT)(见附录8-1)进行综合症状评估。

二、肺功能评估

可使用GOLD分级,按照气流受限严重程度进行肺功能评估,即以FEV_1占预计值百分比为分级标准。慢阻肺患者根据气流受限程度分为1~4级(见附录8-3)。

三、急性加重评估

慢阻肺急性加重是指患者呼吸道症状急性恶化,导致需要额外治疗。多数的文献报道慢阻肺患者每年发生 0.5~3.5 次急性加重,但实际的年急性加重次数受到多种因素的影响,存在较大的个体差异。慢阻肺急性加重是慢阻肺病程的重要组成部分,预防、早期发现和及时治疗对于减轻疾病负担至关重要。引起慢阻肺急性加重常见的因素是上呼吸道和气管、支气管感染。吸烟、空气污染、吸入变应原、气温变化等理化因素以及稳定期治疗不规范或中断治疗均可导致急性加重。气道黏液高分泌和痰液清除障碍增加急性加重风险。误吸是部分患者反复急性加重的原因,应注意甄别。

急性加重风险评估:急性加重风险评估是依据前一年的急性加重次数,若上一年发生 2 次及以上中 / 重度急性加重,或者 1 次及以上因急性加重住院,评估为急性加重的高风险人群。未来急性加重风险的预测因素主要为既往急性加重史,其他可参考症状、肺功能、嗜酸性粒细胞计数等。

(一) 慢阻肺急性加重的诊断

主要依据患者急性发病的临床过程,即呼吸系统症状突然恶化超出日常变异,导致额外的治疗,如增加药物剂量、住院治疗等。

主要症状为呼吸困难加重,常伴有喘息、胸闷、咳嗽加剧、痰量增加、痰液颜色和 / 或黏度改变以及发热等,也可出现心悸、全身不适、失眠、嗜睡、疲乏、抑郁和意识不清等症状。

(二) 慢阻肺急性加重的严重程度评估

慢阻肺急性加重的严重程度受到基础疾病严重程度、合并症等众多因素影响,目前尚缺乏理想的分级标准。通常分为:①轻度,仅需要短效支气管舒张剂治疗;②中度,使用短效支气管舒张剂并加用抗生素和 / 或口服(或雾化)糖皮质激素治疗;③重度,需要住院或急诊、重症监护病房(ICU)治疗,重度急性加重可能并发急性呼吸衰竭。

(三) 慢阻肺急性加重住院患者的临床分级

按照病情严重程度基于患者体征和血气分析分为 3 级。

Ⅰ级,无呼吸衰竭:①呼吸频率 20~30 次 /min;②未应用辅助呼吸肌群;③无精神意识状态改变;④无 $PaCO_2$ 升高。

Ⅱ级,急性呼吸衰竭但不危及生命:①呼吸频率 >30 次 /min;②应用辅助呼吸肌群;③无精神意识状态改变;④低氧血症通过 24%~35% 的吸氧浓度可改善;⑤高碳酸血症,$PaCO_2$ 较基础值升高或升高到 50~60mmHg。

Ⅲ级,急性呼吸衰竭并危及生命:①呼吸频率 >30 次 /min;②应用辅助呼吸肌群;③精神意识状态急剧改变;④低氧血症不能通过 >40% 的吸氧浓度改善;⑤高碳酸血症即 $PaCO_2$ 较基础值升高或 >60mmHg 或出现酸中毒(pH≤7.25)。

四、慢阻肺合并症评估

在对慢阻肺患者进行病情严重程度综合评估时,还应注意患者的各种全身合并症,如心血管疾病(包括外周性血管疾病)、骨骼肌功能障碍、骨质疏松症、焦虑 / 抑郁、睡眠呼吸暂停综合征、恶性肿瘤、代谢综合征、糖尿病、胃食管反流等慢性合并症,治疗时应予以兼顾。

(肖伟　尤玲燕　张雨诗)

第三节　稳定期慢阻肺患者的健康管理

稳定期慢阻肺患者的健康宣教工作主要围绕其管理目标来开展。慢阻肺患者疾病稳定期管理的主要目标是:①减轻当前症状,包括缓解呼吸系统症状、改善运动耐量和健康状况;②降低未来风险,包括防止疾病进展、防治急性加重及减少病死率。基于肺功能、症状及未来急性加重风险等综合评估,制订稳定期慢阻肺个体化治疗与管理方案,实施长期、规律的药物治疗和非药物治疗,以减轻患者的呼吸系统症状、改善运动耐力和健康状况、减缓疾病进展、减少急性加重频次、降低病死率、改善患者结局。同时,减轻患者家庭和社会的经济负担,提高生活质量。

一、健康教育

(一)健康教育目标

让慢阻肺患者全面了解慢阻肺疾病相关知识,学会自我管理,提高自我管理效能。

（二）健康教育内容

医务人员要通过宣教工作,对患者进行慢阻肺疾病相关各个方面知识的普及,包括:戒烟的重要性;慢阻肺病理生理与临床基础知识;长期规律使用药物的重要性;吸入药物和吸入装置的正确使用方法;缓解呼吸困难的技巧;需要到医院进行就诊的时机;呼吸康复锻炼相关的原则、知识及注意事项;慢阻肺急性加重时的临床表现及急救处理方法等方面。

1. 戒烟相关宣教　戒烟是所有吸烟慢阻肺患者的关键干预措施。对于吸烟的慢阻肺患者,医务人员应进行戒烟干预,且要做好戒烟的随访工作,随访至少6个月,6个月内随访次数不宜少于6次,随访形式为要求患者到戒烟门诊复诊或通过电话了解戒烟情况。

2. 药物相关宣教　稳定期慢阻肺患者需要规律使用不同类型的支气管舒张剂、吸入糖皮质激素等药物来控制气道炎症、松弛气道平滑肌、改善气流受限、缓解气促、增加运动耐力和降低急性加重的风险,与口服药物相比,吸入制剂的疗效和安全性更优,因此,临床中首选使用带有吸入装置的吸入药物进行治疗。慢阻肺患者吸入装置的选择应该遵循个体化原则。要综合考虑患者的健康状态、使用装置的能力、最大吸气流速、手口协调操作能力、患者的学习领悟能力、装置价格、药物可及性等各个方面,其中以患者使用装置的能力、吸气流速和手口协调操作能力为最重要的影响因素。应用吸入药物治疗时,在吸入前,建议让患者先主动咳嗽,如有痰声,可酌情进行气道廓清,清除痰液后再吸入药物,有利于药物最终到达效应部位。

3. 呼吸康复相关宣教　非药物干预是稳定期慢阻肺患者治疗的重要组成部分,与药物治疗起到协同作用,包括:患者管理、呼吸康复治疗、家庭氧疗、家庭无创通气、疫苗、呼吸介入治疗、外科治疗等等。其中,呼吸康复治疗可以减轻患者呼吸困难症状、提高运动耐力、改善生活质量、减轻焦虑抑郁症状、减少急性加重后4周内再住院风险,规律的运动训练是呼吸康复的核心内容。每个稳定期慢阻肺患者应经过全面评估后给予相应的运动训练处方。呼吸康复可以在医院、社区和居家等场所开展。部分慢阻肺患者在行走、穿鞋、穿衣、洗漱等日常活动中会感觉到气短、呼吸费力,无法完成日常活动,应该加强患者居家康复、节能指导。

4. 氧疗相关宣教　慢性呼吸衰竭的患者进行长期氧疗(long-term oxygen therapy,LTOT)可以提高静息状态下严重低氧血症患者的生存率。LTOT一般经鼻导管

吸入,流量 1.0~2.0L/min,>15h/d。接受 LTOT 的稳定期患者应有如下之一特征:
①PaO_2≤7.3kPa(55mmHg),或 SaO_2≤88%,伴或不伴 3 周发生 2 次高碳酸血症情况;
②7.3kPa<$PaCO_2$<8.0kPa(55mmHg<$PaCO_2$<60mmHg),患者出现肺动脉高压,外周水肿
(有充血性心力衰竭迹象),或红细胞增多症(红细胞压积 >55%)。对于慢阻肺患者
而言,开始 LTOT 后,在 60~90d 内,应对患者的疗效进行重新评估,以判断氧疗是否
有效以及是否需要继续长期氧疗。家庭无创正压通气(non-invasive positive pressure
ventilation,NPPV)在有 CO_2 潴留的重度或极重度慢阻肺患者管理中,可以改善患者
的症状、降低住院需求和病死率,尤其适合于合并阻塞性睡眠呼吸障碍的患者。

5. 疫苗相关宣教　疫苗接种是预防病原体感染的有效治疗手段。流感疫苗接
种可以降低患者慢阻肺严重程度和病死率。在慢阻肺中,尤其是年龄 >65 岁的患者,
推荐每年接种流感疫苗,每 5 年接种肺炎链球菌疫苗。

(姚彩霞　李杰红)

二、患者自我管理

自我管理是一种新型健康教育模式,是在应对疾病过程中发展起来的对疾病症
状、治疗、生理、心理、社会变化等进行的管理,并促成生活方式的改变。慢阻肺的自
我管理强调以患者为中心,在医护人员的协助下,引导患者自行明确需要解决的问
题及学习内容,并制订具体目标和计划,从而提高疾病管理水平,目的是控制症状、
预防并发症、节约资源,降低疾病对生活方式和生活质量的影响。

实践证明,急性加重的患者经过治疗后病情大多可明显好转而进入稳定期,如
果稳定期患者积极进行自我管理,常常能预防急性加重或明显减少急性加重的次
数,减轻急性加重的程度,从而有效延缓肺功能下降的速率和病情的进展,显著改善
症状和提高生活质量,减轻疾病负担。因此,稳定期的慢阻肺患者要在院外开展积
极的自我管理,把自我管理作为自己日常生活不可缺少的一部分,并持之以恒,达到
改善症状、延缓疾病发展、提高生活质量、减轻疾病负担及促进家庭和谐的目的。

(一) 树立自我管理疾病的意识

慢阻肺病程长,反复发作,不仅急性加重期要给予积极合理治疗,稳定期的自我
管理亦极为重要,患者通过有效的自我管理可延缓疾病进展。因此,慢阻肺患者应
树立"久病成良医"的自我管理意识,让自我管理成为日常生活习惯,通过自身努力,

积极改善症状、提高生活质量。

(二)与医生共同建立和谐的医患关系

慢阻肺患者在诊断之初,对慢阻肺的防治与管理知识常常是空白的,需要得到医护人员的帮助;诊断慢阻肺之后,由于该病是进行性发展的慢性病,应长期定期复查或随诊,需要医生帮助制订用药方案和自我管理方法,并根据实际效果进行调整,建立适合患者的个体化用药、康复及自我管理方法;一旦病情急剧加重而急需住院治疗,也要得到医生及时的回应和照护。显而易见,和谐的医患关系是稳定期慢阻肺患者建立良好自我管理的重要基础。"医"和"患"不仅有着"战胜病魔、早日康复"的共同目标,而且战胜病魔既要靠医生精湛的医术,又要靠患者战胜疾病的信心和积极地配合。只有医患双方共同配合,积极治疗,才有可能取得较好的效果。

(三)学习和了解慢阻肺基本知识

了解何为慢阻肺? 慢阻肺患者有什么症状? 慢阻肺的危险因素有哪些? 慢阻肺有哪些危害? 慢阻肺的重要检查方法是什么? 慢阻肺稳定期的治疗方法有哪些? 慢阻肺急性加重的识别等慢阻肺基本知识。

(四)学会使用网络技术进行自我管理

在当今网络时代通过电脑、手机上网,可以很容易获得慢阻肺自我管理相关的知识和学习资源,可以达到事半功倍的效果。当然,如有疑问,可以跟家庭医生或呼吸专科医生联系,以防网络某些不良行为的误导或伤害。

(五)慢阻肺患者自我管理内容

1. 避免接触环境危险因素　包括戒烟、减少职业暴露等。慢阻肺患者要避免在封闭式灰尘、粉尘、颗粒物环境中或没有良好通风的场地工作,避免从事采矿、接触有害化学物质的工作。在空气污染明显的地区,如果经济条件允许可安装空气净化器,出门佩戴防尘口罩。如果条件允许,改变使用柴火、煤炭、动物粪便等燃料取暖做饭的生活方式,争取换用清洁燃料,加强居室和厨房通风。

2. 防寒、保暖、预防感冒　慢阻肺患者机体免疫力较低,当气温骤降或偏低时,应减少外出时间,外出时需保暖,佩戴口罩。稳定期患者可以接种流感疫苗和肺炎链球菌疫苗。

3. 避免误吸、呛咳,进行排痰训练　饮水进食时动作需减慢,避免异物进入气管,引起肺部感染。在日常生活中,应做好排痰训练,将呼吸道分泌物及痰液排出体外。掌握正确的咳嗽方法很重要,正确的咳嗽方法是深吸一口气,稍微憋一下,然后快速用力咳出。家属可叩拍患者胸背部协助患者排痰,叩拍背部的手法为五指并拢,掌部呈空心,方向从背部由下往上,由外向内叩拍,用力应适中,不能太轻,太轻不能达到有效排痰的效果,也不能太重,应在患者感觉能承受范围内。若痰液太黏稠,可在专科医师指导下采用药物辅助排痰。咳出的痰液需集中消毒处理。

4. 保持心情愉悦 慢阻肺患者或多或少都会有性情急躁、担忧或情绪低落的表现,所以情绪管理很重要。家属要多与患者沟通,给予关心和照顾。要保持心情愉悦,经常笑,因为笑的过程会涉及呼气和吸气,会让胸部肌肉得到拉伸,胸廓扩展,对肺部有疏气作用,可改善肺部气血。

5. 合理调节饮食、保障营养 营养不良会造成患者机体功能减弱,对患者肺功能造成不良影响。食物中的蛋白质、热能、维生素、水是慢阻肺患者保障营养的关键。慢阻肺患者饮食不宜过辣、过饱、过甜、过咸。选择富含蛋白质,易于消化的食物,即能保障热量、蛋白质等摄入,同时易于患者消化,保持大便通畅。蛋白质含量较高的食物有奶类、蛋类、鱼类等;维生素含量较高的有胡萝卜、西红柿等。避免油炸类、豆类、碳酸饮料类产气食物。除医生要求限制饮水量,慢阻肺患者也需要正确饮水,饮用量约 8~10 杯(约 1 000~1 500mL),可利于患者排痰、避免便秘。进食前后需漱口,保持口腔通畅。

6. 呼吸功能训练和康复锻炼 ①缩唇呼吸:呼吸时将嘴唇缩紧呈现为吹口哨状或鱼嘴样,将气体从口中缓慢呼出的时间控制在 4~6 秒,每分钟 7~8 次,每次锻炼的时间在 10~20 分钟。②腹式呼吸:将左右手分别放在胸部及腹部肚脐,用鼻子慢慢吸气,腹部相应隆起,用嘴慢慢呼气,呼至腹部瘪尽为止。③有氧运动:目前适合慢阻肺患者的有氧运动有步行、太极拳,根据慢阻肺稳定期患者的心肺功能综合评估情况来确定运动的强度和时间。

7. 家庭氧疗的管理 部分慢阻肺患者需要长期吸氧以改善全身缺氧状态。但有很多患者误认为稳定期不需要吸氧、吸氧会上瘾。合并慢性呼吸衰竭的慢阻肺患者进行长期氧疗(LTOT)可以提高静息状态下严重低氧血症患者的生存率,对血流动力学、血液学特征、运动能力、肺生理和精神状态都会产生有益的影响。对有长期家庭氧疗指征的患者建议长期进行家庭氧疗,一般经鼻导管吸入,流量 1.0~2.0L/min,>15h/d,可以有效地减少发病次数,减轻发病的严重程度,改善全身缺氧的状态,有效改善头昏、口唇发绀等症状,且不会引起氧中毒。现在市面上的家庭制氧机,操作简单方便,很适合老年人使用。

8. 家庭呼吸机的管理　家庭无创呼吸机主要用于缓解患者呼吸困难、改善患者缺氧、降低体内二氧化碳水平等,无创呼吸机的选择和参数设定一定要遵照医嘱。

9. 用药管理　慢阻肺稳定期患者需要长期使用药物,包括支气管扩张剂,以及支气管扩张剂与吸入性糖皮质激素的各种联合吸入制剂等。此外,还有口服茶碱类药物,有慢性咳嗽、咳痰的患者可以口服黏液溶解剂。含有激素类的吸入药物使用后需漱口,保持口腔清洁。慢阻肺需长期用药,不得擅自停药、减量。

(张建勇)

三、生活方式干预

(一) 戒烟干预

戒烟可减少慢阻肺急性加重频率,改善慢阻肺患者的症状和肺功能,延缓病情进展,从而提高其生活质量,是所有吸烟慢阻肺患者的关键干预措施。在传统药物治疗基础上,对慢阻肺患者施行戒烟干预,这对慢阻肺稳定期患者临床症状改善、活动耐力改善、肺功能改善方面均优于单纯药物治疗。戒烟干预联合呼吸锻炼可提高短期内的戒断率,戒烟后短期内即可有效改善患者的呼吸道状况及生活质量,对于控制病情进展及提高患者生活质量有重要意义。

医疗保健提供者在向患者传递戒烟信息和干预措施方面起着关键作用,应对每位慢阻肺患者进行吸烟有害健康科普教育,鼓励患者抓住每一个可能的机会戒烟。吸烟者在尝试戒烟时应得到帮助,可建议患者咨询医院戒烟门诊或拨打全国戒烟热线(全国戒烟热线 400-808-5531 或 400-888-5531,全国卫生热线 12320),接受全面的戒烟计划,综合护理管理计划,如全科团队管理或以护士为主导的戒烟群组干预等模式,均有助于戒烟的实施。详见第五章第三节戒烟干预。

(肖丹　牛宏涛)

(二) 营养干预

超过 60% 的中国慢阻肺患者存在营养不良,严重影响患者身体健康;国内外慢阻肺指南建议,应准确评估慢阻肺患者营养状况并给予相应营养干预。(营养评估详见附录 7-1、附录 7-2)

1. 慢阻肺患者营养不良发生的机制　慢阻肺患者营养不良主要是由于营养摄入与消耗失衡引起。慢阻肺患者由于气道阻力增加、有效肺顺应性降低、呼吸肌持续做功等因素导致呼吸能耗增加。研究发现慢阻肺患者静息及体力活动时能量消耗均增加。同时慢阻肺患者由于年龄、独居等社会因素导致营养摄入减少。此外由于缺氧、高碳酸血症、抗生素及茶碱类药物的刺激可损伤胃肠道黏膜,使胃肠黏膜淤血,引起胃肠功能紊乱而影响营养状况。

2. 营养不良对肺功能的影响　正常肺通气维持有赖于呼吸肌收缩产生动力,肺功能及呼吸肌肌力下降与营养状况相关。营养状况的改善与肺功能、呼吸肌肌力和生活质量的显著改善有关。

3. 营养干预的目的　慢阻肺患者营养干预的主要目的是:①纠正已经出现的营养不良,改善营养状态以及提高对疾病和治疗的耐受性。②阻止进行性蛋白质和热量消耗,改善负氮平衡。③调整和改善病人的代谢状态,减少并发症。④缩短病程,降低死亡率。

4. 营养干预的适应证及禁忌证　欧洲肠外肠内营养学会(European Society for Parenteral and Enteral Nutrition,ESPEN)指南指出,慢阻肺患者为家庭肠内营养(home enteral nutrition,HEN)治疗的适宜人群,其营养支持的适应证为:患者1周不能进食,或1~2周进食量<60%(相当于日常摄入量减少5%,近3个月体重下降≥15%等任一表现)。禁忌证:如果预期寿命<1个月,通常不应启动家庭肠内营养;存在严重胃肠功能紊乱、胃肠道梗阻、出血、严重吸收不良或严重代谢失调等疾病的患者不得接受家庭肠内营养。

5. 营养干预的方式　临床上常采用的营养干预方式包括肠内营养(enteral nutrition,EN)和肠外营养(parenteral nutrition,PN),前者包括口服、胃肠造口、鼻胃管等。考虑到EN较PN并发症少,因此对于需要营养支持的慢阻肺患者,EN应为首选方法。对于可经口进食的慢阻肺病人可采用口服补充EN的方案,对于通过饮食无法满足机体热量和营养物质需要的慢阻肺病人,如果其胃肠道功能基本正常,可通过鼻胃管补充EN;对于无法进行EN或通过EN不能满足病人营养需要的慢阻肺患者,应选择PN支持。

6. 营养元素的占比及应用　对于慢阻肺患者的营养干预建议采用高蛋白质、高脂肪、低碳水化合物的膳食,具体如下。

（1）蛋白质：每日摄入应为 1.0~1.5g/kg，占全日总能量的 15%~20%；当患者继发呼吸道感染，甚至呼吸衰竭等应激状态时，能量消耗增加，应增加蛋白质的摄入。富含蛋白质的食物包括：畜禽瘦肉、鱼、蛋、奶、粮谷、薯类、豆类等。

（2）脂肪：对慢阻肺稳定期患者，脂肪供能应占全日总能量的 20%~30%，应激状态鼻饲营养时，脂肪供给量可相应增加，适当添加中链脂肪酸，富含中链脂肪酸的食物有食用油（菜籽油、橄榄油、椰子油、棕榈仁油）、牛乳、山羊奶等天然食物，可以提高脂肪的代谢率及利用率。

（3）碳水化合物：对慢阻肺稳定期患者，碳水化合物供能可占全日总能量的 50%~60%，而在急性加重状态下供能量应在 40% 以下。碳水化合物主要食物来源有：面粉、大米、糖等。

（4）维生素与矿物质：一些证据显示，慢阻肺患者体内抗氧化剂（如维生素 A、维生素 C、维生素 E 等）水平降低，故饮食中应供给富含此类营养素的食物；此外，磷、镁、钾等矿物质对维持呼吸肌收缩很重要，一些必需微量元素如铜、铁、硒等具有抗氧化作用，可抑制肺部炎症反应，也应注意补充。

（5）水：结合医生建议，每日适量饮水，这样能够促使痰液稀释，利于咳出，改善咳嗽、咳痰症状。

（6）膳食纤维：按《中国居民膳食指南（2016）》推荐量供给 25~35g/d。

7. 营养干预对稳定期慢阻肺患者的影响 对稳定期慢阻肺患者予以针对性的饮食指导不仅改善患者的营养状况，而且有利于保护肺通气功能。营养干预可促进慢阻肺患者尤其是营养不良的患者体重增加，还可提高患者呼吸肌力量及总体健康相关生命质量，改善 6 分钟步行试验结果以及皮褶厚度等。对于长期营养不良的慢阻肺患者，在常规治疗的基础上进行合理的营养支持治疗还可有助于血清白蛋白升高，提高机体免疫力，减少患者住院次数。口服营养补充剂还可减少慢阻肺患者住院时间及住院费用。由此可见，营养干预在慢阻肺患者的治疗中有非常重要的作用。

营养不良是慢阻肺常见并发症之一，营养干预对慢阻肺患者治疗及预后的重要性逐渐得到重视。为更好实施营养干预，不仅需要关注营养干预的方式、适应证及禁忌证，还需要关注营养制剂的配比，慢阻肺患者应遵循高蛋白质、高脂肪、高维生素、低碳水化合物的饮食原则，但关于营养补充的量和时间目前尚无统一标准。

（石劢）

（三）运动干预

高水平运动耐量与慢阻肺患者健康状况直接相关。作为呼吸康复的核心,运动训练是改善慢阻肺患者骨骼肌功能进而提高运动耐量的最佳途径。同时,运动训练还可缓解呼吸困难、改善日常生活活动能力和健康相关生活质量。因此,将运动训练纳入慢阻肺患者的生活方式干预非常重要。

1. 运动干预前

（1）适应证及禁忌证:对于慢阻肺患者,如在接受最佳药物治疗后仍有症状出现或身体活动受限,或经历疾病急性加重期病情平稳以后,均应进行呼吸康复。呼吸康复的绝对及相对禁忌证包括但不限于:骨科手术;神经精神症状所致功能障碍或不能配合;不稳定的心脏疾病;严重肺动脉高压等(详见附录表 5-1)。

（2）患者评估:在运动训练之前,需对慢阻肺患者进行体适能评估。评估内容包括患者有氧耐力、肌肉能力、平衡能力及柔韧性。通过评估发现运动受限的影响因素,建立个性化的运动处方,保证运动的安全性。

有氧耐力的评估可分为实验室测试和徒手测试两大类。实验室测试中,心肺运动试验(cardiopulmonary exercise test,CPET)是评估患者运动耐力的金标准,可以为患者制订安全有效的运动处方。徒手测试中,应用最为普遍的是 6 分钟步行试验(six-minute walking test,6MWT)。CPET 中常用最大摄氧量(VO_{2max})表示患者的运动能力,6MWT 的结果 6 分钟步行距离(six-minute walking distance,6MWD)和 VO_{2max}之间有很强的相关性。因此,在无条件进行 CPET 时,6MWT 可以成为评估慢阻肺患者运动耐力经济有效的替代方法。

肌肉能力评估的方法包括握力测试、股四头肌肌力测试以及重复坐站测试等。平衡能力评估的方法包括静态平衡测试和计时起立行走测试(timed "Up-and-Go" test, TUG)等动态测试。简易体能状况量表(Simple Physical Performance Battery,SPPB)是一项常用的综合评估工具,可评估平衡能力、步行速度及下肢力量。柔韧性评估的方法包括座椅前伸测试、抓背测试、改良转体测试等。

同时,慢阻肺患者往往是老年人群,还应进行合并症控制,骨质疏松症、肌少症、骨关节疾病、认知功能、吞咽功能、跌倒风险等评估。

体适能评估是为患者制订全面、个性化的运动训练计划的基础,是随后所有运动干预策略和手段的必要前提条件。

（3）基本原则：为提高运动能力及肌肉力量，运动训练负荷应超过平时水平，并且根据患者情况逐渐提高训练强度。同时，运动训练的内容必须针对患者需要改善的功能（如有氧耐力、不同部分的肌肉、不同种类的平衡能力等）以及希望完成的动作或日常自理的需求。以下详细介绍运动干预的内容，包括有氧训练、抗阻训练、平衡训练以及柔韧性训练。

2. 有氧训练

（1）有氧训练基本原则：有氧训练是慢阻肺患者运动训练的核心组成部分。其中最常用的方式为功率踏车和步行。建议慢阻肺患者每周进行 3~5 次有氧训练。在可耐受的情况下，每次以中等及以上强度（50%~80% 最大工作负荷，或博格评分 3~6 分，或自我劳累分级量表评分 12~14 分）（博格评分，Borg scale，简称 Borg 评分，具体评分细则见附录 5-3；自我劳累分级量表，Rating of perceived exertion，简称 RPE 评分，见附录 5-4）进行锻炼并持续 20~60 分钟。如果不能耐受，可以累积完成目标时间，即分多组进行，每组持续进行中等及以上强度运动后进行低强度活动或间歇休息（如 10min/ 组 × 3 组 / 次）。

同时，常用确定强度方法还有心率储备法、最大心率法和劳累评估量表法，推荐联合应用上述方法综合判断（见附录 5-2 运动处方）。

较高的训练强度通常与更多的生理改善有关，因为能够在外周肌肉水平提供更多的超负荷锻炼。然而，重度慢阻肺患者在有氧训练期间由于呼吸困难、下肢疲劳或焦虑等因素常无法达到足够高的强度。对于这些患者，可以进行低等强度（30%~50% 最大工作负荷，或 Borg 评分 2~3 分）的有氧运动，已耐受者可在目标时间期限内逐渐增加运动强度。

推荐在最开始的运动训练阶段使用血氧定量测试来监测可能出现的血氧饱和度下降及其发生时对应的负荷。对于氧饱和度下降低于界值（通常 <88%）的患者，应予以吸氧来保证运动的安全性并增加训练强度。对于已充分吸氧但仍然无法维持最低氧饱和度的患者，应将运动时间分为多组短暂间歇性运动，以使经皮动脉血氧饱和度恢复并保持在安全范围内。

（2）利用 6MWT 制订运动处方：如上述，6MWT 的结果 6MWD 和 $VO_{2\,max}$ 之间有很强的相关性，从而可以基于 6MWT 试验结果确定一个安全的运动处方。研究发现以 6MWT 平均速度的 80% 在跑步机或平地上进行 10 分钟的持续步行运动，可获得较高但可耐受的运动强度,这可能对大多数慢阻肺患者产生训练益处。

根据实际 6MWD 制订步行运动处方的具体示例如下:某患者的 6MWD 为 300m,以 30 分钟为一个训练周期,依据 6MWT 平均速度,该患者进行 30 分钟训练的步行距离为 1 200m(300÷6×30×80%=1 200);建议训练频率为每周 3~5 次。训练过程中可以根据患者的自身耐受情况,对步行速度、距离及频率进行酌情调整。

3. 抗阻训练 慢阻肺患者存在外周肌肉功能障碍,继而导致运动耐量降低、生活质量下降、并增加死亡率。抗阻运动是通过重复对抗相对较高的负荷来训练局部肌肉群,与有氧运动相比,对于提高肌力及肌肉质量更有意义。

常用的抗阻运动方式包括抗体重(深蹲、爬楼等)、弹性器械(弹力带/管、拉力器等)等。为获得肌力方面的最佳效果,建议按每周 2~3 天的频率进行训练,训练量为每个目标肌群每组动作 8~12 次,重复 1~3 组。强度应为足以引起肌肉疲劳,即等于一次重复最大值(1-RM)的 50%~70%(见附录 5-2 运动处方)。

与有氧训练相比,抗阻训练引起的心脏及呼吸反应较轻微,呼吸困难较少,这对于晚期慢阻肺患者尤为理想。

4. 平衡训练 对于高龄或者长时间卧床的慢阻肺患者,跌倒是值得警惕的意外事件。平衡训练可以提高和恢复患者的平衡功能,减少跌倒风险以及跌倒后果,并提高日常生活质量。老年人应每周进行 3 次或以上提高平衡功能的训练,如太极、八段锦等身心运动。在训练过程中,建议遵循双足到单足、睁眼到闭眼、静态到动态、由易到难的基本原则。

5. 柔韧性训练 柔韧性训练可提高关节活动度、韧带的稳定性和平衡协调性。特别是与抗阻训练结合时,规律的柔韧性训练可减少韧带损伤、预防腰痛、缓解肌肉酸痛症状。建议慢阻肺患者每周至少进行 3 次全身柔韧性训练(包括主要肌肉肌腱单元的拉伸训练,以及颈部、肩部和躯干的活动范围训练),运动处方示例见附录 5-2 运动处方。

(司徒炫明 曲木诗玮 杨露露 时明慧)

(四) 心理干预

对于罹患慢阻肺的患者,丧失了部分生理功能,主观感受和日常活动再不能像以往一样良好和随性,进而社会和家庭角色受到阻碍,如停学、停工、婚姻、亲子关系紧张,而且需要长期的康复治疗,时刻提防疾病的复发和加重,这些势必对心理健康状况造成负面影响。慢阻肺患者的心理问题通常从确诊开始就会随病情迁延,焦虑、抑郁症状可能与稳定期慢阻肺共病,并影响疾病预后及患者的生活质量。

1. 干预原则

(1) 个体化:针对患者的具体心理问题进行客观评估。负性情绪、心理状态和心境障碍是三个层面上的问题,应该根据不同的情况和严重程度,对患者进行个体化的干预。

(2) 专业、综合的干预手段:对慢阻肺稳定期的精神心理干预需由相关专业的人员完成,轻度的抑郁焦虑状态,可进行适当的心理疏导,对中度及以上的情况则建议开展系统的抗抑郁药物治疗,并可结合有氧运动、光照等治疗方式。

(3) 序贯治疗:对于共病情感障碍的综合干预是长程的序贯治疗,应根据相关治疗指南的建议,完成对疾病的急性期、巩固期和维持期治疗,以达到消除症状,促进功能康复,防止复发的目的。

2. 干预方法

(1) 非药物干预

1) 支持性心理治疗:对心理问题进行解释、疏导、安慰和鼓励等,以消除负面情绪。

2) 认知行为治疗:如前一章节所述,通过改变不合理认知并通过矫正不良的行为模式,来解决相应的心理问题。

3) 集体心理治疗:如前一章节所述,根据共同的特点将患者群整合为治疗小组,利用成员之间的相互作用,使参与者对自己的问题有所领悟和认识,从而解决心理冲突。

4) 放松深呼吸训练:可以在任何时候练习深呼吸,深呼吸能促进人体与外界的氧气交换,使心跳减缓,血压降低,并能转移人在压抑环境中的注意力,提高自我意识。保持坐姿或站姿,背部伸直;注意力集中于呼吸的节律,用鼻子进行自然地深吸气,腹部扩张,想象着空气充满了腹部;吸气后稍事停顿,通过口腔或鼻腔缓慢地呼气,呼出时间比吸入时间长。反复重复上述步骤,持续 3~5 分钟,每天练习 3~5 次。

5) 正念减压治疗:正念疗法是由马萨诸塞大学 Jon Kabat-Zinn 教授,在 20 世纪 70 年代所提出的心理治疗方法,对于缓解焦虑、抑郁情绪有效。以正念为基础的压力管理治疗,通过正念冥想训练的自我管理方式来减轻主体的压力并有效管理主体情绪,已被广泛应用于缓解压力、情绪管理以及慢性疾病的辅助治疗和临床适应方面,取得了良好效果。

6) 生物反馈技术:借助传感器将采集到的脏器活动信息加以处理和放大,转换成人们能够理解的视觉和听觉信号,并加以仪器显示。通过学习和训练,让人们逐步建立操作性条件反射,学会在一定范围内对部分器官活动(如心率、血压、皮温、肌电等)随意控制,校正偏离正常范围的脏器活动,恢复内环境稳态,从而达到调整机体功能和防治疾病的目的。

(2) 药物干预

1) 大部分患者年龄大、身体条件差、服用多种治疗躯体疾病的药物,因此处理精神症状时多选用相互作用少、可耐受性高的药物。

2) 慢阻肺患者的药物干预需考虑其对呼吸功能的影响,由于苯二氮䓬类药物可能出现的呼吸抑制作用,因此在抗焦虑治疗时不适用,可以考虑应用 5- 羟色胺(5-hydroxytryptamine,5-HT)1A 受体部分激动剂如丁螺环酮和坦度螺酮。针对抑郁症状,以新型抗抑郁药选择性 5- 羟色胺再摄取抑制剂(selective serotonin reuptake inhibitor,SSRI)为主,如艾司西酞普兰、舍曲林等,也可以考虑 5- 羟色胺 - 去甲肾上腺素再摄取抑制剂(serotonin and norepinephrine reuptake inhibitors,SNRI)如文拉法辛、度洛西汀,以及去甲肾上腺素(norepinephrine,NE)及特异性 5- 羟色胺抗抑郁药(norepinephrine and specific serotonin antidepressants,NaSSA)如米氮平。见附录 6-1。

3) 对伴有 II 型呼吸衰竭的患者,禁用苯二氮䓬类药物。

4) 慢阻肺呼吸衰竭伴兴奋症状患者在常规治疗基础上加服抗精神病药物,可以使患者快速镇静,降低耗氧量,减小心肺负担,很大程度上减轻患者呼吸衰竭的症状。

5) 抗抑郁药物米氮平、曲唑酮、阿戈美拉汀具有一定的镇静作用,且不出现明显的呼吸抑制作用,被用于干预失眠症状,但是这些药物没有失眠的适应证。

6) 小剂量非典型抗精神病药如奥氮平、喹硫平可以改善失眠症状,且不会出现明显的嗜睡、呼吸抑制等不良反应,被用于治疗慢阻肺伴失眠。此类药物没有失眠的适应证,也有报道在老年患者中有增加急性呼吸衰竭的风险,因此在用药过程中要谨慎并予以必要监测。

(叶贤伟　铁常乐　杨露露　乌汗娜)

四、药物治疗

(一) 支气管扩张剂

支气管扩张剂是慢阻肺的主要治疗药物,通过扩张支气管,改善气流受限,从而减轻慢阻肺的症状。主要的支气管扩张剂有 β_2 受体激动剂、抗胆碱能药物及甲基黄嘌呤类药物,可根据药物的作用及患者的治疗反应选用。

1. β_2 受体激动剂 β_2 受体激动剂主要是通过激活 β_2 肾上腺素能受体来松弛平滑肌,舒张支气管。分为短效和长效两种类型,每种包含口服及吸入制剂,短效 β_2 受体激动剂 (short-acting beta$_2$-agonist,SABA) 主要有特布他林、沙丁胺醇和非诺特罗等,作用时间持续约 4~6h。长效 β_2 受体激动剂 (long-acting beta$_2$-agonist,LABA) 主要有沙美特罗、福莫特罗、茚达特罗、奥达特罗和维兰特罗等,作用时间持续 12 小时以上,较 SABA 更好地持续扩张小气道,改善肺功能和呼吸困难症状,可作为有明显气流受限患者的长期维持治疗药物。

不良反应:吸入用 β_2 受体激动剂的不良反应远低于口服剂型。常见的不良反应有窦性心动过速、心悸、肌肉震颤、头晕头痛等。相对少见的不良反应有口咽部不适、心律失常、异常支气管痉挛等,与噻嗪类利尿剂联用可能出现低钾血症。

2. 抗胆碱能药物 抗胆碱药物通过阻断 M_2 和 M_3 胆碱受体从而舒张气道平滑肌,扩张支气管,包括短效和长效两种类型,短效抗胆碱能药物 (short-acting antimuscarinic,SAMA) 主要有异丙托溴铵和氧托溴铵;长效抗胆碱药物 (long-acting muscarinic antagonist,LAMA) 主要有噻托溴铵、格隆溴铵、乌美溴铵和阿地溴铵等,作用持续时间超过 12 小时。LAMA 在减少急性加重及住院频率方面优于 LABA,且长期使用可以改善患者症状及健康状态、减少急性加重及住院。

不良反应:常见的不良反应有口干、咳嗽、咽喉刺激和头晕头痛等。相对少见的不良反应有荨麻疹、闭角型青光眼、心动过速、心悸、眼痛、瞳孔散大和尿潴留等。

(二) 吸入性糖皮质激素

吸入性糖皮质激素 (inhaled corticosteroids,ICS) 是慢阻肺治疗的主要药物,是目前控制气道炎症最有效的药物。不推荐稳定期慢阻肺患者使用单一的 ICS 治疗,推荐其在一种或两种长效支气管扩张剂使用的基础上考虑联合 ICS 治疗。对稳定期慢阻肺在使用支气管扩张剂基础上是否加用 ICS 要根据患者的症状、临床特征、急性加重状况、血嗜酸性粒细胞计数和合并症等综合考虑,对于存在下列因素之一的稳定期患者推荐联合使用 ICS:①有慢阻肺急性加重住院史和 / 或≥2 次 / 年中度急性加重;②外周血嗜酸粒细胞计数≥300 个 /μL;③合并支气管哮喘或具备哮喘特征。

不良反应:相对于口服糖皮质激素,ICS 直接作用于肺部,不良反应较少,常见的不良反应有口腔念珠菌感染、咽喉刺激、咳嗽、声音嘶哑。相对少见的不良反应有过敏反应,如荨麻疹、血管性水肿、支气管痉挛、白内障、高血糖症、分枝杆菌感染、消化不良和关节痛等,此外 ICS 有增加肺炎发生率的风险。

(三) 联合治疗

联合用药可以增强支气管舒张作用,更好地改善肺功能并缓解症状,提高生活质量,通常不增加不良反应,目前有 LABA+LAMA、ICS+LABA、LABA+LAMA+ICS 联合制剂。

主要的 LABA+LAMA 联合制剂有福莫特罗 / 格隆溴铵、奥达特罗 / 噻托溴铵、维兰特罗 / 乌美溴铵、茚达特罗 / 格隆溴铵等。与单一支气管扩张剂治疗相比较,联合使用不同机制的支气管扩张剂可增加支气管扩张程度,对肺功能和症状的改善优于单药治疗,且副作用和风险较低。

主要的 ICS+LABA 联合制剂有布地奈德 / 福莫特罗、氟替卡松 / 沙美特罗、倍氯米松 / 沙美特罗、糠酸氟替卡松 / 维兰特罗等。与单用 ICS 或 LABA 相比,ICS+LABA 联合治疗在改善肺功能和临床症状,降低急性加重风险方面获益更佳。

主要的 LABA+LAMA+ICS 三联制剂有富马酸福莫特罗 / 格隆溴铵 / 布地奈德、维兰特罗 / 乌美溴铵 / 糠酸氟替卡松。与单独使用 LAMA 或 LABA+LAMA 联合治疗比较,使用三联治疗的患者能获得更好的疗效;在 ICS+LABA 治疗后仍有症状的患者中,增加 LAMA 的三联治疗能显著改善肺功能,减轻症状,减少急性加重;此外若患者血嗜酸性粒细胞计数≥300 个 /μL 同时症状较为严重(CAT>20),使用三联治疗能获得更好的临床疗效。

(四) 初始治疗方案推荐及随访

稳定期慢阻肺患者初始治疗方案(见图 6-3):A 组:1 种支气管舒张剂(短效或长效);B 组:1 种长效支气管舒张剂;若患者 CAT>20 分,可考虑使用 LAMA+LABA 联合治疗;C 组:LAMA 或 ICS+LABA;D 组:根据患者的情况选择 LAMA 或 LAMA+LABA 或 ICS+LABA 或 ICS+LAMA+LABA。若 CAT>20 分,推荐首选双支气管舒张剂联合治疗。对于血嗜酸粒细胞计数≥300 个 /μL 或合并哮喘的患者首先推荐含 ICS 的联

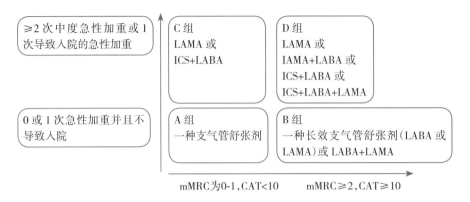

图 6-3　慢性阻塞性肺疾病稳定期初始治疗推荐

注:A 组患者,条件允许可推荐使用 LAMA;B 组患者,若 CAT>20 分,推荐起始
使用 LAMA+LABA 联合治疗;D 组患者,若 CAT>20 分和血 EOS≥300 个 /μL,
可考虑 ICS+LABA+LAMA 三联治疗,尤其是重度或以上气流受限者。

合治疗。常用的吸入治疗药物见附录 10。

给予初始治疗后,应观察患者对治疗的反应,建立"评估 - 回顾 - 调整"长期随
访的管理流程,如果起始治疗的效果较好,则维持原治疗方案。如果起始治疗的效
果不佳,则先考虑其疗效不佳是呼吸困难没有改善还是急性加重发生率仍较高导
致,根据具体情况调整治疗方案(见图 6-4)。在调整药物治疗前,需要评估患者的吸

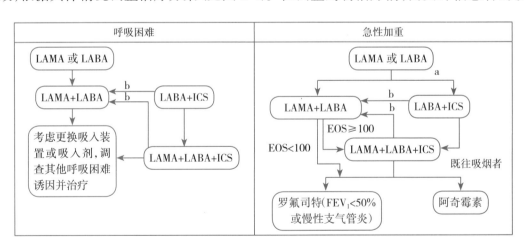

图 6-4　慢阻肺稳定期药物治疗的随访及流程

注:如果初始治疗理想,维持原方案;如果不理想:①考虑达成治疗目标的最主要"可治疗特征"
(呼吸困难 / 急性加重);②如果都需要治疗,选择急性加重路径;③将患者对应于目前治疗方案的
方框内,遵循治疗路径;④评估治疗、调整和回顾;⑤这一治疗方案维持不基于 ABCD 分组;EOS:
血嗜酸粒细胞计数(个 /μL);[a] 若 EOS≥300 个 /μL 或≥100 并且≥2 次中度急性加重或 1 次住院;
[b] 若发生肺炎、存在初始禁忌证或对 ICS 无有效应答,应降级减少或更换 ICS。

入技术、用药依从性和其他非药物治疗方法(包括肺康复和自我管理教育),识别任何可能影响治疗效果的因素并加以调整,考虑或升级、或降级、或更换吸入装置及药物,然后再进行评估及调整。

(五)磷酸二酯酶 4 抑制剂

磷酸二酯酶 4(phosphodiesterase-4,PDE-4)抑制剂是通过抑制细胞内环腺苷酸降解来减轻炎症,主要有罗氟司特,作用持续时间 24 小时。每日 1 次口服罗氟司特可改善沙美特罗或噻托溴铵治疗患者的肺功能,对 ICS+LABA 治疗控制不佳的患者,加用罗氟司特对患者肺功能也有改善,对于存在慢性支气管炎、重度至极重度慢阻肺、既往有急性加重病史的患者,罗氟司特可降低中重度急性加重的发生率。

不良反应:常见的不良反应有恶心,食欲下降,体重减轻,腹痛、腹泻、睡眠障碍,头痛等,通常发生在治疗早期,但随着治疗时间的延长可逐渐消失;对于有抑郁症状的患者应谨慎使用;此外罗氟司特与茶碱不应同时使用。

(六)甲基黄嘌呤类药物

茶碱类药物为黄嘌呤衍生物,可解除支气管平滑肌痉挛,舒张支气管,包括茶碱和氨茶碱两类,主要为口服制剂,药物作用时间可持续 24 小时。茶碱类药物不推荐作为一线支气管舒张剂使用,但在 β_2 受体激动剂、抗胆碱能药物治疗 12~24 小时后,病情改善不佳时可考虑联合应用,但需要监测血药浓度和避免不良反应。

不良反应:与剂量相关,因为茶碱的有效治疗窗窄,其治疗剂量接近毒性剂量。常见的不良反应有恶心、呕吐、腹痛、头痛、失眠、兴奋、心动过速和心悸等;过量使用可出现房性和室性心律失常,严重者可引起呼吸、心搏骤停。此外,茶碱与多种药物联用时可产生相互作用,例如红霉素、环丙沙星、别嘌呤醇、西咪替丁和 5- 羟色胺再摄取抑制剂等,因此要注意药物应用的剂量。

(七)抗生素

通常慢阻肺稳定期不使用抗生素,有研究表明,定期使用一些抗生素可能减少慢阻肺急性加重率。阿奇霉素(250mg/d 或每周 3 次每次 500mg)或红霉素(250mg/d,分两次服用)对易发生急性加重的慢阻肺患者持续使用一年,患者急性加重的风险降低。但长期使用抗生素也增加细菌耐药的风险,需要呼吸专科医生系统评估后判断,患者不可自行使用。

不良反应:阿奇霉素会增加细菌耐药发生率;延长 QTc 间期;损伤听力。

（八）祛痰药和抗氧化剂

祛痰药和抗氧化剂可以促进黏液溶解,有利于气道通气,常用药物有羧甲司坦、厄多司坦、福多司坦、N- 乙酰半胱苷酸和氨溴索等,在没有应用吸入性糖皮质激素的慢阻肺患者中规律使用祛痰药和抗氧化剂能降低急性加重风险,改善患者健康状态。

不良反应:常见的不良反应有恶心、呕吐、胃部不适等。

（九）其他药物

1. 免疫调节剂　常见的呼吸道感染病原菌裂解成分生产的免疫调节药物,可以降低慢阻肺患者的急性加重严重程度和频率,在有反复呼吸道感染的慢阻肺患者中建议使用。

2. 中医治疗　对慢阻肺患者应根据辨证施治的中医治疗原则,使用具有祛痰、支气管舒张和免疫调节作用的中药,可有效缓解临床症状,改善肺功能和免疫功能,提高生活质量。

3. α_1- 抗胰蛋白酶　有研究表明,α_1- 抗胰蛋白酶强化治疗可减缓慢阻肺患者肺功能的疾病进展,但花费高,选择应用需要个体化。

（陈平）

五、常用吸入装置使用方法及注意事项

吸入疗法是慢性气道疾病的一线基础治疗方法,吸入的药物可以直接作用于肺部,具有起效迅速、疗效佳、安全性好的优势,已取代全身用药作为首选治疗方式推荐,而吸入装置的选择及其正确使用是吸入疗法的基础(常见吸入装置使用方法见附录 9,常用吸入药物见附录 10)。

（一）常见吸入装置

1. 加压定量吸入剂　加压定量吸入剂(pressuried metered dose inhaler,pMDI)是指将药物、辅料和抛射剂共同灌装在具有定量阀门的耐压容器中,通过揿压阀门,药物和抛射剂便以气溶胶形式喷出。其中抛射剂提供形成和释放气溶胶所需的能量。

2. 干粉吸入剂　吸附着药物微粉的载体分装在胶囊或给药装置的储药室中,在吸气气流的作用下,药物微粉以气溶胶的形式被吸入肺内的制剂称为干粉吸入剂(dry powder inhaler,DPI)。

3. 软雾吸入剂　软雾吸入剂(soft mist inhaler,SMI)是一种独特的吸入制剂。

相较于传统吸入剂,装置中的 Uniblock 结构发挥了毛细管作用和药液对撞作用,释放出微细雾滴,产生运行速度慢(0.8m/s)、持续时间长(近 1.5 秒)的气溶胶,从而提高药物的可吸入时间和药物在肺部的沉积率(51.62%)。

4. 小容量雾化器　小容量雾化器(small volume nebulizer,SVN)是一种特制的气溶胶发生装置,使药物溶液的混悬液形成气溶胶,供患者吸入并沉积于呼吸道和肺部以达到治疗疾病的目的,同时亦具有一定湿化和稀释气道分泌物的作用。小容量雾化器往往用于急性住院患者,但也用于严重呼吸困难和吸气能力微弱的患者在家庭长期应用或按需应用。

(二)吸入装置的选择

达到理想吸入治疗效果的前提是药物能通过吸入装置在肺部效应部位高效沉积,并且使用方便,有利于患者长期坚持治疗。吸入治疗的影响因素包括吸入装置特性、患者的吸入技术、吸入技术的培训和检查等。

1. 吸入装置　对于 pMDI 和 SMI 这两类主动喷雾装置来说,影响肺部沉积率的气溶胶特性包括:药物颗粒大小、运行速度、药物输出持续时间。对于依赖患者吸气驱动的 DPI 来说,内部阻力与吸气气流特点是影响肺部沉积率最重要的装置特性。

(1)气溶胶特性

1)药物颗粒大小:药物颗粒大小是影响肺部沉积率的重要因素。一般认为理想的药物颗粒粒径为 2~5μm。pMDI 和 SMI 的药物颗粒大小由装置本身决定。SMI 释放的软雾中约 66%~75% 为微细颗粒(粒径≤5.8μm),共悬浮技术 pMDI 装置释放的气溶胶有 61%~69% 为微细颗粒(粒径为 1~5μm),而传统 pMDI 仅 26%~44% 为微细颗粒。DPI 的药物颗粒大小由装置内部阻力和患者吸气流量大小共同决定,通常 7%~35% 为微细颗粒。

2)气溶胶运行速度:与 DPI 相比,主动喷雾的 pMDI 和 SMI 能够大大降低患者的吸入难度,但是气溶胶运行速度过快会导致大量药物颗粒沉积在咽喉及气管分支处,增加口咽部的沉积率,较低的气溶胶运行速度有助于减少药物在口咽部的沉积。SMI 气溶胶运行速度为 0.8m/s,较传统 pMDI 的 5.1~8.4m/s 更为缓慢。DPI 药物粉雾的运行速度由患者吸气流量决定。

3)气溶胶输出持续时间:慢阻肺患者中老年人居多,气溶胶持续时间长有利于患者协同吸入。SMI 气溶胶持续时间约为 1.5 秒,pMDI 气溶胶持续时间则一般 <0.4 秒。

（2）装置内部阻力：pMDI 和 SMI 内部阻力低，受患者吸气流速的影响小，且与药物的气溶胶特性无关；DPI 依赖装置内部阻力和患者主动吸气产生的湍流使药粉解聚成细微的药物颗粒。不同 DPI 的内部阻力不同，阻力大小会影响装置中药物的输出率和喷出的药物颗粒大小。DPI 受潮可能影响内部阻力。使用 DPI 时吸气流速的大小影响吸入药物颗粒大小及在气道的沉积率。

（3）吸入装置应具备的特性：理想的吸入装置应满足药物输出率、培训和使用简易度、可靠性以及储存和携带便利性上的诸多要求。其中重要特性包括肺部沉积率高、微细颗粒比例高、低吸气流速能分散药物、手口协同要求低、剂量准确并可重复、易于培训、口咽部沉积率低、吸气同步驱动，其他特性包括有计数器、不受湿度影响、多剂量装、便于携带、无须摇匀、无抛射剂等。

2. 患者　患者的理解、操作和吸入能力是吸入装置规范应用的重要影响因素。具体来说，患者能够正确操作吸入装置（吸入技术）和定时定量吸入药物（治疗依从性）是保证疗效的基础。

（1）吸入技术：由于装置内部构造特性不同，不同装置对患者理解能力和操作能力的要求也不一致。

1）使用 pMDI 和 SMI 的吸气流速和方式：对于 pMDI 和 SMI 这两类主动喷雾的装置，患者的吸气流速不影响气溶胶特性，缓慢且深的吸气有助于吸入更多的药物、提高肺部沉积率、减少口咽部沉积。具体要求是：深呼气后缓慢且深吸气，通常吸气速度在 30L/min 左右，这是使用主动喷雾装置的理想流速，更适合中国的慢阻肺患者。

2）使用 DPI 的吸气流速和方式：DPI 依赖装置内部阻力和患者主动吸气产生的湍流使药粉解聚成细微的药物颗粒。与 pMDI 和 SMI 不同，患者的吸气容积和吸气流速影响 DPI 的输出率及其输出药物颗粒的大小和运动速度。患者吸气的容积大、速度快，有助于提高 DPI 的药物输出率和小颗粒的比例，提高疗效。因此，DPI 使用时需要快速用力吸气。

3）患者屏气能力的影响：通常在吸入后患者需要屏气一段时间（10 秒左右），以利于药物在小气道沉降。对于屏气时间达不到 10 秒的患者，可以在吸药前先进行几次深呼气后的深吸气或进行几次屏气锻炼。

（2）常见吸入装置的错误操作种类

1）不同吸入装置共有的错误操作：①没有正确打开防尘帽或外壳；②吸入前未

充分呼气;③没有完全含住吸嘴;④没有通过嘴吸入药物,通过鼻子吸入;⑤手持装置的角度过大或过小;⑥吸气后未屏气或屏气不足 3 秒。

2)pMDI(加压定量吸入剂):①启动与吸入不协调,启动先于吸入或启动过迟;②吸气速度过快。

3)DPI(干粉吸入剂):①做吸入前准备时吸嘴朝下;②做吸入前准备时晃动吸入装置;③吸入前向装置内呼气;④吸入时低头或抬头;⑤吸入时未用力吸气;⑥吸气初期吸气流速过慢。

4)SMI(软雾吸入剂):①初次使用时没有正确装载药瓶;②未完全旋转底座。

3. 吸入技术的培训(医护和患者) 首先加强医护人员本身的学习培训。医护人员正确理解和使用吸入装置是对患者进行技术培训的前提和基本保证。其次,对患者进行培训也是吸入治疗的重要环节。对患者开展吸入技术培训有助于提高吸入装置操作正确率、提高患者依从性、改善对疾病的控制。

4. 吸入装置的选择路径(图 6-5)。

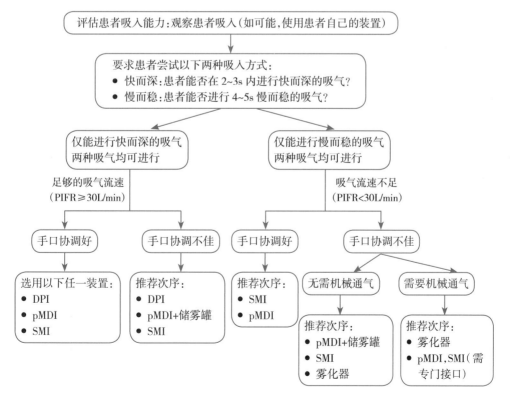

图 6-5 吸入装置的选择路径

5. 随访评估　①每次随访时评估患者的吸入技术,并鼓励患者携带自己的吸入装置进行随访;②对于吸入技术掌握不好的患者增加随访次数;③在确定当前治疗方案是否不够充分之前,需首先评估患者吸入技术和治疗依从性。对经多次培训后仍无法掌握正确吸入技术的患者需要更换吸入装置。

总之,作为医护人员和患者都需要了解不同吸入装置的特点,掌握常用吸入装置的使用方法和注意事项,做到真正意义上的个体化装置选择,让众多的慢性气道疾病患者顺畅呼吸,享受生活。

(许建英　尤玲燕)

六、疫苗接种

疫苗接种是预防相应病原体感染的有效治疗手段。流感疫苗接种可降低患者慢阻肺严重程度和病死率。根据现有临床研究,慢阻肺患者接种 23 价肺炎球菌多糖疫苗(PPSV23)后在为期 2 年的观察中其急性发作人次、肺炎发生人次、住院人次、死亡人数均明显小于对照组,疫苗接种无严重的不良反应。这提示,PPSV23 接种对慢阻肺患者有益无害。PPSV23 接种尤其可降低 65 岁以下的慢阻肺患者(FEV_1 占预计值百分比 <40% 或存在合并症)社区获得性肺炎的发病率。我国多项随机对照试验探讨了 PPSV23 与流感疫苗同时接种的效果,疫苗组在常规治疗的基础上进行 PPSV23 和流感疫苗的联合接种,结果显示联合疫苗组在急性发作次数、急性发作时间、住院次数、住院时间等方面均显著减少或缩短。这提示了同时接种 PPSV23 和流感疫苗可能产生一种附加效应,比单独接种任何一种疫苗更有效地减缓疾病加重。在慢阻肺患者中,尤其是年龄 >65 岁的患者,推荐每年接种流感疫苗和每 5 年接种肺炎链球菌疫苗。

1. 流感疫苗　研究已证实流感疫苗接种可降低慢阻肺患者全因病死率,减少慢阻肺急性加重。推荐慢性呼吸系统疾病患者优先接种,尤其是老年和重度慢阻肺患者。

2. 肺炎链球菌疫苗　多项随机对照试验研究显示,慢阻肺患者接种肺炎链球菌疫苗可以减少社区获得性肺炎的发病率,并且可以降低慢阻肺急性加重。肺炎链球菌疫苗包括 PPSV23 和 13 价肺炎球菌多糖疫苗(PCV13),美国疾病控制和预防中心免疫接种实践咨询委员会(Advisory Committee on Immunization Practice,ACIP)推

荐所有年龄 >65 岁或合并有明显慢性心肺系统疾病的慢阻肺患者接种 PPSV23。我国相关指南也推荐 60 岁及以上或存在有包括慢阻肺在内的肺炎链球菌感染高危因素的人群接种 PPSV23。

3. 百白破疫苗　对于从未接种百白破疫苗的慢阻肺患者,建议补接种,以预防百日咳、白喉和破伤风的发生。

（何佳泽）

七、家庭长期氧疗

长期家庭氧疗(long-term home oxygen therapy,LTOT)作为慢阻肺患者稳定期管理的治疗措施之一,可以纠正静息状态下严重低氧血症,缓解并发症,延长患者的生存期。

LTOT 的使用指征包括:

（1）动脉血氧分压（PaO_2）≤55mmHg 或动脉血氧饱和度（SaO_2）≤88%,伴或不伴高碳酸血症（3 周内两次测量结果）;

（2）PaO_2 为 55~60mmHg,或 SaO_2<89%,并有肺动脉高压、右心衰或红细胞增多症（血细胞比容 >0.55）。

一般给氧方式为鼻导管吸氧或者文丘里面罩给氧,氧流量为 1.0~2.0L/min,吸氧时间大于 15h/d。目的是使患者在海平面、静息状态下,达到 PaO_2≥60mmHg 和 / 或使 SaO_2 升至 90% 以上。LTOT 患者需要在 60~90 天内重新评估 PaO_2 或 SaO_2（吸入空气或同浓度的氧气）,从而确定氧疗是否有效以及是否继续氧疗。

值得注意的是,对于静息状态下或者活动后诱导的中度低氧血症（即 SaO_2 为 89%~93%）慢阻肺稳定期患者,LTOT 并不能延迟死亡时间或第一次住院时间,也不能改善肺功能、6 分钟步行距离以及健康状态,故不推荐在中度低氧血症慢阻肺稳定期患者中使用 LTOT。另外乘坐飞机对于大部分 LTOT 慢性呼吸衰竭患者而言是安全的。对于 LTOT 慢性呼吸衰竭患者在乘坐飞机过程中,可以通过便携式吸氧装置使经皮动脉血氧饱和度（SpO_2）维持至 88%~92%,同时应避免在飞机走廊中行走导致低氧血症加重。

（莫碧文）

八、家庭无创呼吸机辅助治疗

随着无创通气技术的进步,重度稳定期慢阻肺患者长期家庭无创通气(long time home non-invasive ventilation,LTH-NIV)的使用越来越广泛。

无创通气是重度稳定期慢阻肺患者的有效治疗方法之一,需选择适宜治疗人群:

1. 无创通气更适用于合并慢性 II 型呼吸衰竭的重度稳定期慢阻肺患者。

2. 出现急性呼吸衰竭的慢阻肺患者,需应用无创通气治疗,当呼吸性酸中毒改善后 2~4 周,高碳酸血症仍然存在的慢阻肺患者需进行家庭无创通气治疗。

3. 当慢阻肺合并肥胖低通气综合征、重度阻塞性睡眠呼吸暂停时需进行无创通气治疗。

稳定期慢阻肺患者的无创通气应以高压设置,兼顾睡眠低通气的改善,个体化调节呼吸机参数。无创正压通气的模式选择高强度无创正压通气(high intensity non-invasive positive pressure ventilation,HI-NPPV),即高吸气压力、高后备呼吸频率,可以最大程度降低患者 $PaCO_2$。而新通气模式,如容量保证压力支持模式(volume assured pressure support,VAPS)也是潜在选择。家庭无创正压通气治疗建议至少要保证在夜间进行,并建议使用时间大于 5h/d。

(尹辉明)

九、合并症的评估

《慢性阻塞性肺疾病诊治指南(2021 年修订版)》指出,慢阻肺常合并其他疾病(合并症),可发生在不同程度气流受限患者中,对疾病进展、就诊、住院和病死率有显著影响。慢阻肺通常与可能对预后产生重大影响的其他疾病(合并症)共存。有些合并症的症状与慢阻肺类似,可能被忽视,例如心力衰竭导致的呼吸困难,抑郁症导致的乏力及体能下降等。总体而言,合并症的治疗应依据各种疾病指南,治疗原则与未合并慢阻肺者相同;同时也不要因为患有合并症而改变慢阻肺的治疗策略。慢阻肺合并症的评估方法因病而异,不同级别的医院可根据条件选择相应的检查方法和检查频率对慢阻肺合并症进行评估。

(一)心血管疾病

心血管疾病(cardiovascular disease,CVD)是慢阻肺常见和重要的合并症,常包括以下几种：缺血性心脏病、心力衰竭、心律失常、高血压和周围血管疾病。

1. 缺血性心脏病　慢阻肺患者常合并缺血性心脏病（ischemic heart disease, IHD），但临床上漏诊很常见。心血管危险因素可通过综合风险量表来评估。慢阻肺急性加重期间及急性加重后至少90天内，合并缺血性心脏病高风险的慢阻肺患者发生心血管事件（死亡、心肌梗死、卒中、不稳定型心绞痛、短暂性脑缺血发作）的风险增加。慢阻肺急性加重住院治疗与急性心肌梗死、缺血性卒中和颅内出血90天病死率相关。单纯肌钙蛋白异常的慢阻肺患者短期（约30天）和长期死亡风险增加。若疑诊IHD应到心内科进一步检查以明确诊断和治疗。

2. 心力衰竭　慢阻肺患者收缩或舒张性心力衰竭的患病率为20%~70%，发病率为3%~4%。心力衰竭（heart failure, HF）加重需与慢阻肺急性加重进行鉴别，合并慢阻肺常是导致急性心力衰竭患者住院的原因。对于接受长效支气管舒张剂治疗的慢阻肺患者，如呼吸困难无明显好转，应注意心力衰竭。可行心脏超声、血生化检查（脑钠肽，brain natriuretic peptide, BNP）等辅助判断。

3. 心律失常　心律失常在慢阻肺中很常见，反之亦然。心房颤动常见，与较低的 FEV_1 有关。在出现严重呼吸困难导致慢阻肺恶化的患者中，经常记录到相关的心房颤动，这可能是急性加重发作的触发因素或后果。可通过24小时动态心电图监测协助诊断。

4. 高血压　高血压是慢阻肺最常见的合并症，并对疾病进展和预后有较大影响。高血压所导致的舒张功能障碍可能与运动不耐受和急性加重相关的类似症状有关，从而导致慢阻肺患者住院。因此应对患有高血压的慢阻肺患者进行最佳血压控制。

5. 周围血管疾病　周围血管疾病（peripheral arterial disease, PAD）是指因动脉粥样硬化导致的下肢动脉闭塞；常伴发冠状动脉粥样硬化性心脏病，并且可能对慢阻肺患者日常活动和生活质量有显著影响。在包含各种严重程度慢阻肺患者的大规模队列研究中，8.8%慢阻肺患者被诊断患有PAD，患病率高于无慢阻肺的对照组（1.8%）。深静脉血栓也是慢阻肺患者常见的合并症，特别是在慢阻肺急性加重期，应提高诊断和防范意识。合并有血管疾病风险的慢阻肺患者，可以行下肢动静脉超声检测，早期明确诊断和干预。

（二）骨质疏松症

骨质疏松症是慢阻肺主要合并症之一，与健康状况和预后差相关，但临床上常存在诊断不足。骨质疏松症常与肺气肿、低体重指数相关。即使矫正了类固醇使用情况、年龄、吸烟状况和急性加重程度等因素后，低骨密度和骨折在慢阻肺患者中仍然很常见。

（三）焦虑和抑郁

焦虑和抑郁是慢阻肺的重要合并症，常发生于年轻女性、吸烟、FEV_1较低、咳嗽、圣乔治呼吸问卷评分较高及合并心血管疾病的患者。抑郁与较差的健康状况、急性加重风险增加和急诊入院相关。可以通过自评或他评量表，进行心理疾患的初步判断，必要时应到精神科或心理科进一步明确诊断和治疗。

（四）肺癌

肺气肿和肺癌的相关性高于气流受限和肺癌的相关性，同时具有肺气肿和气流受限者肺癌风险最大，而高龄和大量吸烟史进一步增大风险。肺癌发生的常见危险因素包括：①年龄 >55 岁；②吸烟史 >30（包·年）；③胸部 CT 检查发现肺气肿；④存在气流限制 $FEV_1/FVC<0.7$；⑤体重指数 <25kg/m^2；⑥有肺癌家族史。胸部低剂量计算机断层扫描（low-dose CT，LDCT）筛查可及时发现早期肺癌，可作为改善肺癌长期生存率的重要措施。肺癌是轻度慢阻肺患者死亡最常见的原因，合并慢阻肺使肺癌患者预后更差，增加术后并发症，例如支气管胸膜瘘、肺炎、延长机械通气时间等。慢阻肺患者应每年进行一次 LDCT 检查，如果发现肺部小结节，应按照相关指南进行定期随访。

（五）代谢综合征和糖尿病

代谢综合征和糖尿病在慢阻肺中较为常见，且合并糖尿病可能会影响预后。据估计慢阻肺合并代谢综合征的患病率超过 30%。应监测血糖、糖化血红蛋白等生化指标，以及长期随访监测糖尿病并发症。

（六）胃食管反流

胃食管反流（gastroesophageal reflux disease，GERD）是慢阻肺急性加重的独立危险因素，与较差的健康状况有关。该病导致病情恶化风险增加的机制尚未完全确定。疑诊患者可到消化科进一步明确诊治。

(七) 支气管扩张

慢阻肺患者进行胸部 CT 检查常显示以往未发现的支气管扩张,多为轻度的柱状支气管扩张,囊状支气管扩张不常见。其临床意义目前尚不清楚。慢阻肺患者合并影像性支气管扩张的患病率报道不一,介于 4%~69%。研究发现,合并支气管扩张与慢阻肺急性加重病程延长、气道铜绿假单胞菌定植、病死率升高相关。

(八) 阻塞性睡眠呼吸暂停

慢阻肺患者合并阻塞性睡眠呼吸暂停(obstructive sleep apnea,OSA)的患病率为 20%~55%,中重度慢阻肺患者 OSA 患病率可高达 65.9%,当两者并存时称为重叠综合征(overlap syndrome,OS)。OS 患者较单纯慢阻肺或单纯 OSA 患者睡眠时的血氧下降更频繁,出现低氧血症和高碳酸血症的睡眠时间比例更长,心律失常更频繁,更易发展为肺动脉高压,并发慢性呼吸衰竭和心功能不全。OSA 作为慢阻肺的合并症之一,对慢阻肺的病理变化、气道炎症和全身炎症、慢阻肺急性加重发生频率、治疗选择和预后均有影响。应常规进行睡眠问卷筛查如 STOP-Bang 问卷(详见附录 11),并使用睡眠监测仪评估夜间低氧和低通气情况,给予相应治疗。

(九) 认知障碍

认知障碍(cognitive impairment,CI)在慢阻肺患者中很常见,平均患病率为 32%。研究表明,慢阻肺中年患者罹患 CI 的风险更高。有报道称,CI 更易发生在肺功能严重受损的患者身上。CI 合并慢阻肺会使因急性加重导致的住院风险增加和住院时间延长。CI 对慢阻肺患者自我管理的影响尚不清楚。可通过认知功能量表进行初步评估,必要时到神经内科就诊进一步明确诊治。

(胡轶 尤玲燕 吴建忠)

十、中医药治疗

(一) 概述

慢阻肺归属于中医学"肺胀"及"喘病""痰饮"等病范畴。肺胀病名首见于《黄帝内经》,《灵枢·胀论》曰:"肺胀者,虚满而喘咳"。指出其主要症状以及本虚标实的主要病理变化与病机实质,正虚积损为其重要病机。肺胀病变早期病位在肺,继则涉及脾、肾,后期病及于心,严重者可出现昏迷、痉厥、出血、喘脱等危重证候。

中医中药治疗慢阻肺有悠久的历史和丰富的经验。治疗的原则根据"感邪时偏于标实,平时偏于本虚"之不同,既往以"急则治其标,缓则治其本"为原则。随着临床研究的不断深入与完善,此原则已嬗变为无论急性加重期还是缓解期,均应以"标本兼顾"为法度。

辨证以虚实为纲,扶正与祛邪酌具体病情各有侧重。本病多以"本虚"(气虚、阳虚、阴虚)为主,因此治疗上多以益气(阳)、养阴为主,兼以祛痰、活血。

(二) 分证论治

【肺气虚证】　咳嗽,乏力,易感冒,喘息,气短,动则加重,神疲,自汗,恶风,舌质淡,舌苔白,脉细、沉、弱。

治法:补肺益气固卫。

方药:人参胡桃汤(《济生方》)合人参养肺丸(《证治准绳》)加减:党参、黄芪、白术、胡桃肉、百部、川贝、杏仁、厚朴、苏子、地龙、陈皮、桔梗、炙甘草。中成药可选玉屏风颗粒、黄芪颗粒。

【肺脾气虚证】　咳嗽、喘息、气短,动则加重,纳呆,乏力,易感冒,神疲,食少,脘腹胀满,便溏,自汗,恶风,舌体胖大,边有齿痕,舌质淡,舌苔白。

治法:补肺健脾,降气化痰。

方药:六君子汤(《医学正传》引《太平惠民和剂局方》)和黄芪补中汤(《医学发明》)加减:党参、黄芪、白术、茯苓、杏仁、川贝、地龙、厚朴、紫菀、苏子、淫羊藿、陈皮、炙甘草。中成药可选参苓白术丸、益肺健脾颗粒。

【肺肾气虚证】　喘息、气短,动则加重,乏力或自汗,易感冒,恶风,腰膝酸软耳鸣或头昏或面目虚浮,小便频数、夜尿多,舌质淡,舌苔白,脉沉细或细弱。

治法:补肺纳肾,降气平喘。

方药:补虚汤(《圣济总录》)合参蛤散(《普济方》)加减:人参、黄芪、茯苓、蛤蚧、五味子、干姜、半夏、厚朴、陈皮、生甘草。中成药可选蛤蚧定喘丸、固肾定喘丸、苏子降气丸、补肺活血胶囊。

【肺肾气阴两虚证】　咳嗽,干咳少痰或咳痰不爽,喘息,气短,动则加重,乏力,自汗,盗汗,腰膝酸软,易感冒,口干,咽干,手足心热,耳鸣,头昏,头晕,舌质红,舌苔少、花剥,脉细、数、弱、沉、缓、弦。

治法:补肺滋肾,纳气定喘。

方药:保元汤(《景岳全书》)合人参补肺汤(《证治准绳》)加减:人参、黄芪、黄精、熟地、枸杞、麦冬、五味子、肉桂、苏子、浙贝、丹皮、地龙、百部、炙甘草。中成药可选百令胶囊(片)、生脉饮口服液、百合固金丸、麦味地黄丸、养阴清肺丸等。

【兼证——血瘀证】　口唇青紫,胸闷痛,面色紫暗,舌质暗红、紫暗、瘀斑,舌下静脉迂曲、粗乱。脉涩、沉。

治法:活血化瘀。

根据所兼证候的不同,临床上可增减活血化瘀方药(如川芎、赤芍、桃仁、红花、莪术)。中成药可选用血府逐瘀口服液(胶囊)。

本病稳定期采用中西医结合治疗,并鼓励患者练习太极拳、八段锦、六字诀、呼吸导引术等中医肺康复技术,可进一步改善患者的临床症状(如疲劳感、食欲差等)、减少急性加重次数、增加运动耐力,进而提高生活质量并改善预后。

(张纾难)

十一、排痰方法

咳痰困难困扰着很多慢阻肺患者,若痰液不能顺利排出,可能导致气道阻塞,甚至是更严重的危害。无效咳嗽会限制氧从肺部转运到组织,遗留在气道的黏液可能干扰氧气交换,导致分泌物无法从周围或小气道转移到更大的气道,无法完成"有效咳嗽"进而使痰液排出。医务人员和患者可采用一系列有效的措施协助清除气道分泌物,提高自身排痰能力。

气道廓清技术(airway clearance therapy,ACT)是利用物理或机械方法作用于气流,帮助气管、支气管内的痰液排出,或诱发咳嗽使痰液排出。气道廓清目标:减少气道阻塞、改善通气并优化气体交换。

(一) 气道廓清适应证

1. 产生大量痰液的患者(痰液量≥30mL/d)。

2. 预防痰液滞留的患者。

(二) 气道廓清常用方法

气道廓清常用方法包括有氧运动、体位引流、胸部叩击震颤、主动循环呼吸技术、自主引流、呼气正压、高频胸壁震荡。

1. 有氧运动　有氧运动可促进气道分泌物清除,还可以通过提高运动耐力和心肺功能降低患者的发病率和死亡率。采用监护的形式,需谨慎监测血氧饱和度,若出现血氧饱和度下降时应及时补充氧气或暂停训练。

2. **体位引流** 也称支气管引流。以支气管解剖为基础,将患者身体置于不同体位,通过分泌物在上,支气管开口在下,借助重力促进各个肺段内积聚分泌物排出。引流频率视分泌物多少而定:分泌物少者,上下午各一次;分泌物多者,每天 3~4次;餐前进行为宜;每次引流一个部位,时间 5~10 分钟,如数个部位,总时间不超过30~45 分钟,避免疲劳。在进行体位引流之前,可采用雾化吸入促进排痰;住院患者准备好吸痰设备、居家患者准备好杯子接痰。需注意应在治疗期间监测血氧饱和度水平。

3. **胸部叩击震颤** 清除气道分泌物的传统方式,有助于黏稠、脓痰脱离支气管壁。方法为治疗者手掌并拢,掌心呈杯状,运用腕关节摆动在引流部位胸壁上轮流轻叩 30~45 秒,患者可自由呼吸。然后治疗者用手按在病变部位,嘱患者深吸气,同时做胸壁颤摩振动,连续3~5 次,再做叩击,重复 2~3 次。叩击避开椎骨棘突、肩胛骨、脊柱和锁骨。叩击震颤手势见图 6-6。

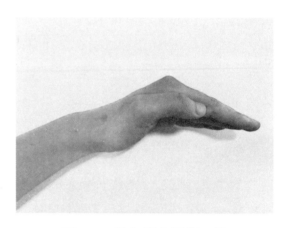

图 6-6　胸部叩击震颤手势

4. **主动循环呼吸技术** 一组特定的呼吸练习方法,属于呼吸训练中气道廓清技术的一种常用方法,旨在去除支气管中多余的分泌物。由三个通气阶段的反复循环构成,分别为呼吸控制(breathing control,BC)、胸廓扩张运动(thoracic expiratory exercises,TEE)和用力呼气技术(forced expiration technique,FET)。呼吸控制:放松上胸部和肩部,进行轻柔的腹式呼吸;胸廓扩张运动:有助于肺组织重新扩张,协助移除支气管内分泌物;用力呼气技术:1~2 个呵气,将分泌物从外周移动到上呼吸道。

(1)呼吸控制(BC):腹式呼吸,放松肩部、颈部、两臂和腹部;一手置于胸骨柄上限制胸部活动,一手置于腹部感受起伏,经鼻吸气腹部隆起,吸气后屏气 2~3 秒,缓慢呼气,腹部内陷。

(2)胸廓扩张运动(TEE):双手置于胸部两侧,鼻吸气时感受胸部扩张,稍屏气后,用嘴缓慢呼气。

（3）用力呼气技术（FET）：1~2 次呵气动作，接着进行有效咳嗽。

（4）重复上述动作。

5. 自主引流　基于在放松状态下和不需要体位引流的特定体位下安静呼气的抗呼吸困难技术。自主引流包括三个阶段，分别是松动、聚集和排出，通过改变呼气气流，用膈式呼吸来移动分泌物。

（1）松动阶段：正常吸气随后屏气，然后深呼气至补呼气量的范围，可使外周分泌物通过外周肺泡挤压而清除。

（2）聚集阶段：调整呼吸从补呼气量逐渐转变为补吸气量范围，从肺尖清除分泌物。

（3）排出阶段：补吸气量内更深的吸气，呵气常用于排空分泌物。

患者进行自主引流无需任何设备，但患者需具有良好的本体感受、触觉和对黏液流动的感知，能及时作出反馈，平均治疗时长为 30~45 分钟。

6. 呼气正压　它可提供呼气正压、气道震荡，加快呼气流速从而达到松动并移除分泌物的作用。呼气正压设备包括单向呼吸阀和可调节的呼气阻力。训练时间 15~20 分钟，根据需要每天进行 2 次治疗，若出现过度通气导致头晕，可暂停；若存在急性鼻窦炎、耳部感染、鼻出血、口腔面部手术或外伤者应先进行仔细评估。

7. 高频胸壁震荡　也称高频胸部压迫，包括可充气背心、气体 - 脉冲发生器，其作用原理为通过产生不同气流速度（呼气流速 > 吸气流速），使外周黏液移动到中央气道排出，从而清除分泌物。操作需按从低到高的频率递进，可同时雾化吸入药物，适用于长期机械通气的患者，禁忌体位引流、必须躺卧的患者。

（杨天祎）

十二、节能方法及居家生活指导

慢阻肺患者群体中有较高比例在进行一项或多项的日常生活活动中存在问题。节能技术的应用可以帮助上述患者在完成日常事务时减少能量消耗、改善呼吸困难、提高生活独立性。

（一）节能技术主要内容

1. 活动期间避免短暂呼吸暂停，进行适当呼吸。

2. 活动期间可适当增加休息时间和频率。

3. 尽量减少上肢在无支撑的情况下进行大范围运动。

4. 尽量避免弯曲身体。

5. 改造家居环境,例如增加马桶座位高度、在浴室内安装扶手。

6. 调整室内布局及物品放置位置,例如保证患者行进通道通畅、缩短不必要路程、经常使用的物品材料触手可及。

7. 增加辅助器具的使用,例如长柄鞋拔、长柄梳子、长柄浴刷、带轮子和 / 或带座椅的助行器等。

8. 规划好每天可耐受的活动时间,安排好休息时间。

9. 在必要时,及时向他人求助,能耗较大的事情可交由他人代做。

(二) 节能技术在居家生活中的具体应用

1. 穿脱衣服、袜子和鞋子　在活动中使用呼吸技巧,穿衣时尽量采用坐位而不是立位,使用穿袜器和长柄鞋拔来辅助患者不用弯曲身体即可完成穿袜和穿鞋活动。

2. 个人清洁活动　在洗漱间,可以给患者准备一把椅子,患者取坐位进行洗脸、刷牙、梳头等活动。清洁活动所用的物品切勿放置过高,患者的手臂放在水槽边缘以获得支撑,这样可避免患者在上肢抬高和无支撑的情况下进行活动,减少了能量消耗。此外,镜子可调整高度至患者人脸高度。电动牙刷及长柄梳子的使用也可给患者的清洁活动提供帮助。

3. 洗澡　让患者坐在防水凳或椅子上进行淋浴活动。使用排风扇,以保持良好的通风。避免水温过高,用温水浴替代热水浴。在浴室内安装扶手,以保证淋浴后患者站起及走出浴室时移动安全。用吸水浴袍代替毛巾擦干身体,减少干燥过程体能消耗。洗澡可安排在晚上,以便之后可直接睡觉休息。

4. 准备餐食　患者在准备餐食时可坐在可调节高度的椅子上,而不是站着。常用配料放置在齐胸高度。

5. 避免误吸　由于慢阻肺患者病情逐步变化,特别是高龄、体质差、呼吸频率偏快、合并脑血管意外病史的患者,出现吞咽功能障碍及误吸的风险高。误吸是部分患者反复急性加重的原因,这些患者越早接触和学习防止吞咽障碍导致误吸的方法,效果越好,特别是病情平稳时,患者学习防止误吸的方法会更加从容。建议患者和家属尽可能早接触早学习吞咽障碍的防误吸方法,改善患者的吞咽功能,降低误吸风险。

主要内容包括：

1）食物的准备：重点考虑因素包括食物的性状、营养、温度等。食物性状从不容易误吸到容易误吸依次是糊状，逐渐变稀释和逐渐干燥。吞咽障碍特殊食物的优良品质可以概括为：食物密度均匀、黏性适当、不易松散。通过咽和食管时易变形，很少在黏膜上残留。果汁、茶水可以添加食物增稠剂。

2）防误吸吞咽方法的锻炼：①点头吞咽：吞咽食物时，做用力点头的动作，下颌用力收；②侧方吞咽：吞咽食物时，头先后尽可能转向左侧和右侧并保持住，做吞咽动作时，下颌尽可能向锁骨方向收，同时咽下食物；③交互吞咽：分别给予固体和液体，不同温度的食物，便于患者吞咽动作完成。

3）咳嗽训练：进食过程中、进食后及日常，对患者进行咳嗽训练，咳嗽无力和力量较弱的患者可给予力量借助，必要时定时排痰、吸痰。可行俯卧位咳痰、拍痰。

4）口腔清洁管理：保持口腔舒适、洁净、湿润及无感染的状态。

若已经导致严重肺部感染，建议在医师的建议下鼻饲营养，先行改善营养和脱水的状况，同时进行吞咽训练。

6. 晾晒衣物　患者可采取坐位，用长柄拾物器从洗衣机中取出衣物，放在篮子里。将篮子放在齐胸高度，然后把洗好的衣物挂在可折叠的晾衣架上。电动晾衣架的应用也可让晾晒过程更为轻松。

7. 物品放置　对物品进行收纳放置时，例如需将食品袋放在高架上时，隔板的高度推荐位于患者的肩膀水平高度，这样手臂不必举过头顶；如需将食品袋放在低架子上时，隔板的高度推荐位于患者的骨盆水平高度，这样患者不必弯曲躯干。

8. 力学技术　在需要经常搬动的物品下方加装轮子，以便通过推拉动作进行移动；如需提起物体时，请保持身体靠近，通过弯曲膝盖减轻腰部负荷；在爬楼梯时，注意全足着地，借助扶手支撑，每级台阶之间至少停留 1 秒。

9. 事务安排　创造舒适的工作生活环境，尽可能坐，减少频繁移动。事先计划并收集所有必要的工具和设备。养成劳逸结合习惯，将任务分解为几个步骤，中间适当休息。确定活动优先级别，取消不必要的活动。

10. 情绪管理　放松的心情有助于减轻压力和焦虑，并可获得更佳的休息效果，可以使用正念和冥想等方法调整自己的情绪。

这些日常生活节能小技巧能有效帮助更多慢阻肺患者完成日常生活活动。

（敖纯利　杨天祎）

十三、肺移植的适应证

慢阻肺患者经过积极充分的内科治疗（包括戒烟、充分的支气管舒张剂及激素吸入、康复锻炼、长期氧疗等）无法阻止疾病进展，不适合肺减容术或肺减容术后疾病进展时，可考虑行肺移植手术。在我国，患者大多只剩不到1年的生存期时才会考虑肺移植手术。多为单肺移植。

慢阻肺肺移植3个月围手术期病死率8%~9%，平均生存时间7.1年。尽管不同研究建议的肺移植标准有一定的差异，但近年来肺移植适应证不断扩大，目前常用的病例入选标准如下。

（一）肺移植评估标准

1. 即使经过戒烟、优化最佳治疗方案、肺康复治疗和氧替代治疗等病情仍呈持续恶化。

2. 患者不适合做外科或内镜下肺减容术。

3. BODE指数5~6分（BODE指数见附录5-5）。

4. 吸入支气管扩张剂后FEV_1<25%预计值。

5. 静息状态下低氧血症，PaO_2<60mmHg（8kPa）。

6. 高碳酸血症，$PaCO_2$>50mmHg（6.6kPa）。

（二）肺移植标准

1. BODE指数≥7分。

2. 吸入支气管扩张剂后FEV_1<15%~20%预计值。

3. 在前一年有3次或3次以上严重的急性加重。

4. 1次急性加重伴急性高碳酸血症的呼吸衰竭。

5. 中度至重度肺动脉高压。

（陈文慧　何佳泽）

第四节　急性加重期慢阻肺的健康管理

一、急性加重的自我识别

慢阻肺急性加重期(acute exacerbation of chronic obstructive pulmonary disease, AECOPD)是慢阻肺患者死亡的重要因素,慢阻肺患者每年发生约0.5~3.5次急性加重。在我国,急性加重是导致慢阻肺患者住院的主要原因,经历急性加重的患者医疗费用及再住院风险增加,死亡率增加,为家庭和社会带来沉重负担。

慢阻肺急性加重定义为:呼吸道症状急性恶化,导致额外治疗,如增加药物剂量、住院治疗等。急性加重高风险患者具有以下特征:影响急性加重发作频率的最主要因素是既往急性加重发作频率;慢阻肺患者气流受限越严重,急性加重风险越高;伴有咳嗽、咳痰的慢阻肺患者,急性加重更频繁且程度更重。慢阻肺病情较严重者平均每年可发生急性加重4~6次。

告知患者急性加重自我识别,可从以下几方面:

1. 症状加重程度　慢阻肺的主要症状是咳嗽、咳痰和气急。症状加重程度的判断主要依据患者感受。

(1) 咳嗽:慢性咳嗽是最常见的症状,通常指一年持续超过3个月,持续2年。①如咳嗽次数不多,且不剧烈,并不引起注意或特别不适,属于轻度;②如果咳嗽较频繁,且较剧烈,则为中度;③倘若剧烈咳嗽,已经影响到工作、学习和休息,当属重度。

(2) 咳痰:由于气道分泌黏液的细胞(杯状细胞)增多,清除黏液的细胞(纤毛上皮细胞)减少,导致每日咳少量痰。建议患者用痰杯收集每天的咳痰量,从而大致估计其痰量的多少。除痰量外,痰的颜色、黏稠度及是否带血应特别引起关注。患者平时痰颜色多为白色或灰白色。如果痰变成脓性,或颜色变成黄色或绿色,这时应提醒患者前往医院进行检查,警惕肺部感染。此外,痰带血丝可以是气道炎症的症状之一,但更应警惕合并其他疾病特别是肿瘤的可能。

(3) 气急:建议患者可参考不同体力活动条件下是否气急来评估。如登二楼或快步行走无气急可认为无气急;平地正常速度行走有气急为轻度气急;料理自己生活(如洗脸、如厕、着装、铺床)感到气急为中度气急;休息状态下气急则属重度气急。

(4) 呼吸困难:呼吸困难是慢阻肺患者的典型症状,患者可表现为"气短""气不够用",疾病早期阶段患者在用力活动后(例如跑步、快走、爬山)会出现;随着疾病进展,患者日常生活(如起床、上厕所、洗漱等)即可出现呼吸困难。

2. 其他伴随症状　如发热、头痛、嗜睡、下肢浮肿、体重下降、食欲下降、疲劳、焦虑和抑郁等。

3. 肺功能　若患者原有肺功能损害较轻,即使加重时症状较明显,总体病情评估仍属轻中度;若原有肺功能很差,如日常生活中即感气急,则急性加重症状稍有出现,即是很严重的情况。

4. 治疗反应　治疗药物如支气管扩张剂、祛痰剂、抗生素等的治疗效果也是病情严重程度评估的重要指标。若一般治疗有效,说明病情较轻;反之,则表示病情较重。

(杨国儒)

二、急性加重的治疗方法

急性加重期慢阻肺患者的治疗目标是最小化本次急性加重的影响,预防再次急性加重的发生。依据慢阻肺急性加重和合并症的严重程度,选择在门诊或住院治疗。主要治疗手段包括:支气管舒张剂、抗感染药物、糖皮质激素、呼吸支持以及并发症和合并症防治处理。需动态评估患者病情及治疗效果,及时调整治疗方案。症状进行性好转的患者,需要全面评估临床表现和实验室指标,安排离院后的治疗,制订居家治疗及管理方案,安排长期随访计划,预防再次急性加重的发生。

(一) 药物治疗

1. 支气管舒张剂　是慢阻肺急性加重的一线基础治疗方法,用于改善临床症状和肺功能;吸入性短效 β_2 受体激动剂(SABA)联合或不联合吸入性短效抗胆碱能药物(SAMA)是治疗慢阻肺急性加重的首选。对于收住院患者首选雾化吸入给药,建议门诊或家庭治疗患者可采用经储物罐吸入定量气雾剂的方法或家庭雾化治疗。需要使用机械通气的患者则需通过专用的接头连接定量气雾剂吸入药物,或者根据呼吸机的说明书使用雾化治疗。

2. 抗感染治疗　抗感染治疗可以降低慢阻肺急性加重治疗失败率和病死率。

抗菌药物使用前应进行痰培养,以指导抗生素的药物选择应用。

3. 茶碱类药物 不推荐作为一线支气管舒张剂,但在 $β_2$ 受体激动剂、抗胆碱能药物治疗 12~24 小时后,病情改善不佳时可考虑联合应用,但需要监测和避免不良反应。

4. 糖皮质激素治疗 糖皮质激素治疗可以缩短住院和恢复时间,改善肺功能和氧饱和度,降低早期复发和治疗失败的风险,是中重度慢阻肺急性加重治疗的关键。给药方式包括全身和局部雾化给药。长时间使用糖皮质激素可导致患者罹患肺炎及死亡的风险增加。

与全身糖皮质激素相比,雾化吸入糖皮质激素的不良反应较小,可以替代或部分替代全身糖皮质激素。推荐在非危重患者中应用雾化吸入糖皮质激素,在应用短效支气管舒张剂雾化治疗的基础上联合雾化吸入糖皮质激素治疗。

(二) 呼吸支持

1. 控制性氧疗 氧疗是慢阻肺急性加重伴呼吸衰竭患者的基础治疗,氧流量调节应以改善患者的低氧血症、保证 SpO_2 在 88%~92% 为目标。

2. 经鼻高流量湿化氧疗 与传统氧疗相比,经鼻高流量湿化氧疗(high-flow nasal cannula,HFNC)供氧浓度更精确,加温湿化效果更好,对慢阻肺急性加重患者的呼吸困难有一定改善作用,舒适性及耐受性优于常规的无创通气。禁忌证包括心搏、呼吸骤停,需紧急气管插管有创机械通气;自主呼吸微弱、昏迷;严重的氧合功能异常($PaO_2/FiO_2<100mmHg$);中重度呼吸性酸中毒高碳酸血症($pH<7.30$)。

3. 无创机械通气 无创机械通气(non-invasive positive pressure ventilation,NPPV)是目前慢阻肺急性加重合并 II 型呼吸衰竭患者首选的呼吸支持方式,可改善患者呼吸性酸中毒,降低 $PaCO_2$、呼吸频率、呼吸困难程度,缩短住院时间,减少病死率和气管插管率等;同时也能避免气管插管相关的附加损害,包括气道损伤、减低呼吸机相关性肺炎的发生及镇静剂的使用等。

4. 有创通气 随着 NPPV 疗效的肯定,慢阻肺急性加重患者对有创通气的需求越来越少。在积极的药物和无创通气治疗后,若患者呼吸衰竭仍进行性恶化,出现危及生命的酸碱失衡和 / 或意识改变时,宜启动有创机械通气治疗。

(三) 急性期并发症及合并症的处理

1. 自发性气胸 是严重慢阻肺患者的常见并发症,其典型临床表现为突然加剧的呼吸困难,叩诊患侧胸部呈鼓音,听诊呼吸音减弱或消失。并发局限性气胸时症状不典型。通过胸部 X 线或 CT 检查可明确诊断。少量气胸,暂时予以观察吸氧,自行吸收;超过 30% 以上,可以通过胸腔穿刺抽气,或胸腔置管闭式引流排气等方式治疗。

2. 呼吸衰竭　患者在肺功能严重受损时,可以由于肺部感染、痰液滞留和其他诱因使病情急性加重,从而导致呼吸衰竭。通过实验室检查(血常规、生化指标、PCT、血气分析等)评估呼吸衰竭严重程度。急性轻中度呼吸衰竭,可以考虑通过经鼻高流量湿化氧疗、无创机械通气方式予以治疗;严重呼吸衰竭患者,建议尽快气管插管进行有创机械通气处理。部分患者呼吸衰竭呈慢性发展,建议密切观察,予以适量氧疗或无创机械通气治疗。

3. 肺性脑病　由于呼吸衰竭所致缺氧、CO_2 潴留而引起精神障碍和神经系统症状的一种综合征。早期表现为失眠、兴奋、烦躁不安等,还可以表现为木僵、视力障碍、球结膜水肿及发绀。肺性脑病是慢阻肺患者死亡的主要原因之一,应积极防治。改善缺氧及缓解 CO_2 潴留是治疗的关键。

4. 酸碱失衡及电解质紊乱　慢阻肺发展出现呼吸衰竭时,由于缺氧和 CO_2 潴留,当机体发挥最大限度代偿能力仍不能保持体内酸碱平衡时,可发生各种不同类型的酸碱失衡及电解质紊乱。应进行血气分析及电解质等指标的监测,及时采取针对性治疗措施。

5. 心律失常　少数病例由于严重急性心肌缺氧,可出现心室颤动以至心搏骤停。大多数表现为房性期前收缩及阵发性室上性心动过速,其中以紊乱性房性心动过速最具特征性。一般的心律失常经过控制呼吸道感染,纠正缺氧、CO_2 潴留、酸碱失衡及电解质紊乱,可自行消失;如持续存在,可根据心律失常的类型选用相关治疗药物。

6. 肺栓塞　慢阻肺急性加重是肺栓塞发生的独立危险因素,高危患者应争取预防性抗凝措施。并发肺栓塞时按照《肺血栓栓塞症诊治与预防指南》采取抗凝或溶栓等措施。

7. 肺动脉高压　轻中度肺动脉高压的治疗主要是慢阻肺急性加重本身的治疗和改善低氧血症与高碳酸血症,目前不推荐血管扩张剂或溶栓等措施。

8. 消化道出血　慢阻肺由于感染、呼吸衰竭导致缺氧及 CO_2 潴留,心力衰竭导致胃肠道淤血,以及使用糖皮质激素等,会诱发消化道出血。除了针对消化道出血治疗以外,还要积极预防原发病及进行病因治疗。

三、急性加重恢复期的自我管理

1. 进入恢复期的评估 需要全面评估临床表现和实验室指标,包括以下几个方面:①导致急性加重的诱发因素已被有效控制;②急性加重相关的病情明显改善,临床稳定 12~24 小时;③治疗方案转变为长期维持治疗方案;④临床评估是否适合家庭医疗。

2. 出院前的健康宣教及危险因素管理 ①戒烟宣教;②慢阻肺的病理生理与临床基础知识;③长期规律使用药物的重要性;④吸入药物和吸入装置的正确使用方法;⑤缓解呼吸困难的技巧;⑥了解需到医院就诊的时机;⑦呼吸康复相关知识;⑧急性加重的处理方式。

3. 临床评估适合家庭医疗 ①有条件支持病情需要的患者进行雾化、长期家庭氧疗、无创通气等;②有呼吸衰竭的患者,配备经皮血氧饱和度检测仪;③依据患者心肺功能,配备必要的康复器材等。

4. 随访 出院前指导患者学会自我症状监测,患者出院后 1~4 周应到医院进行随访,依据患者的反馈,评估患者对家庭日常生活环境的适应能力,对治疗方案的理解程度,再次评估药物吸入技术及是否需要长期家庭氧疗,评估患者体力活动和日常活动的能力,了解患者的症状以及合并症的情况;12~16 周应进行再次随访评估和相应治疗策略的调整,预防急性加重的再次发生。

除上述情况外,应进行肺功能(如 FEV_1)测定 BODE 指数(见附录 5-5)评估预后;此时应再次评估血氧饱和度和血气分析,有助于更准确地判断是否需要长期氧疗。

对反复发生急性加重的患者需行胸部 CT 判断是否存在支气管扩张或肺气肿,评估患者是否存在合并症,并给予相应治疗。

5. 慢阻肺急性加重的预防 减少急性加重的干预措施包括强化戒烟干预、接种流感疫苗和肺炎链球菌疫苗、规范吸入长效支气管舒张剂和 / 或糖皮质激素、必要时口服抗氧化剂和黏液溶解剂、呼吸康复等。

(杨汀 尤玲燕 于涛)

第五节 分级管理体系

一、分级管理制度总论

建立分级管理制度是合理配置医疗资源、促进基本医疗卫生服务均等化的重要举措,对于提高健康水平、保障和改善民生具有重要意义。与此同时,也可通过分级管理制度增强基层医疗卫生机构的服务能力,方便群众就近就医,一定程度上解决"看病难、看病贵"问题。2016年,我国将慢阻肺纳入第二批分级诊疗试点疾病名单,并发布《慢性阻塞性肺疾病分级诊疗服务技术方案》指导慢阻肺分级诊疗在各地的试点和推广。方案明确了慢阻肺分级管理的目标,不同级别医疗机构在慢阻肺管理中承担的角色和作用,以及不同级别医疗机构在慢阻肺分级管理过程中涉及的业务和流程。

(一)慢阻肺分级管理的目标

分级管理制度是为了充分发挥团队服务的作用,指导慢阻肺患者合理就医和规范治疗,减轻呼吸道症状,减少疾病急性加重发生,预防、监测并积极治疗并发症,延缓肺功能下降,改善生活质量。

(二)各级医疗卫生机构在慢阻肺分级管理中的作用和任务

1. 基层医疗卫生机构   由于慢阻肺首诊大多在基层医院,所以社区医师对慢阻肺的诊断和治疗负有重要使命。主要包括慢阻肺预防、高危及疑似患者识别、患者教育、稳定期治疗、康复治疗和长期随访。为保证慢阻肺诊疗工作质量,应将疑似患者及时转到二级及以上医院,及早明确诊断,同时启动随访管理和双向转诊机制。

2. 二级医院   二级医院主要协助基层医疗卫生机构确诊和管理慢阻肺患者,开展双向转诊,与三级医院专家研究鉴别诊断、制订疑难病例的诊治方案。主要包括慢阻肺确诊、患者综合评估分组、戒烟干预、制订稳定期分级治疗方案。如果二级医院具备相应的诊断设施和技术,可以独立进行慢阻肺的诊疗工作,并与基层医疗卫生机构全科医师共同管理慢阻肺患者。

3. 三级医院   三级医院的任务主要是对疑难、危重患者进行诊治,参加慢阻肺合并症、并发症等的诊治及会诊;为基层医疗卫生机构全科医师和二级医院专科医师进行技术指导,共同管理慢阻肺患者。对于部分疑难病例,协助二级医院专科医师制订诊治方案,评估急性加重,指导急性加重治疗,鉴别诊断及治疗并发症。对基层医疗卫生机构全科医师及二级医院专科医师进行慢阻肺相关知识培训,同时负责慢阻肺诊断和治疗的质量控制。

(三)慢阻肺分级管理流程

1. 基层医疗卫生机构管理流程

接诊服务流程:接诊患者并进行初步诊断→必要时转至二级及以上医院确诊→对诊断为慢阻肺的患者,判断是否能够纳入分级诊疗服务→对可纳入分级诊疗服务的,经患者知情同意后签约→建立专病档案→按签约内容开展日常治疗、体检、健康管理等。

上转患者流程:全科医师判断患者符合转诊标准→转诊前与患者和/或家属充分沟通→联系二级及以上医院→二级及以上医院专科医师确定患者确需上转→全科医师开具转诊单、通过信息平台与上转医院共享患者相关信息→将患者上转至二级及以上医院(图 6-7)。

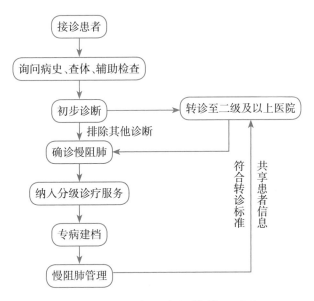

图 6-7　基层医疗卫生机构管理流程图

2. 二级医院管理流程

接诊患者流程:接诊患者并进行诊断→制订治疗方案→对诊断为慢阻肺的患者,判断是否能够纳入分级诊疗服务→根据治疗情况,上转或下转患者→经治疗病情稳定,对可以纳入分级诊疗服务的患者转至基层就诊管理。

下转患者流程：患者经治疗稳定、符合下转标准→转诊前与患者和／或家属充分沟通→联系基层医疗卫生机构→专科医师开具转诊单、通过信息平台与下转医院共享患者相关信息→将患者下转至基层医疗卫生机构→定期派专科医师到基层医疗卫生机构巡诊、出诊，对基层分级诊疗服务质量进行评估，并与基层医疗卫生机构全科医师共同管理慢阻肺患者。

上转患者流程：患者经治疗后病情不稳定、符合上转标准→转诊前与患者和／或家属充分沟通→联系三级医院→专科医师开具转诊单、通过信息平台与三级医院共享患者相关信息→将患者上转至三级医院（图 6-8）。

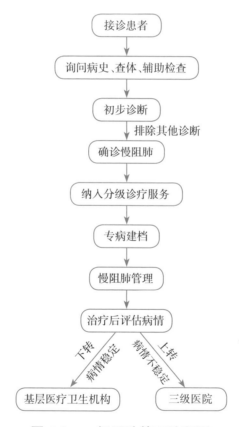

图 6-8　二级医院管理流程图

3. 三级医院管理流程

接诊患者流程：接诊疑难、危重患者并进行诊断→制订治疗方案→对诊断为慢阻肺的患者，判断是否能够纳入分级诊疗服务→病情稳定后可以纳入分级诊疗服务的患者转至基层就诊管理。

下转患者流程:患者经治疗稳定、符合下转标准→转诊前与患者和/或家属充分沟通→联系基层医疗卫生机构→专科医师开具转诊单、通过信息平台与基层医疗卫生机构共享患者信息→将患者下转至基层医疗卫生机构→定期派专科医师到二级医院或基层医疗卫生机构巡诊、出诊,并进行技术指导,对慢阻肺的诊断和治疗进行质量控制(图 6-9)。

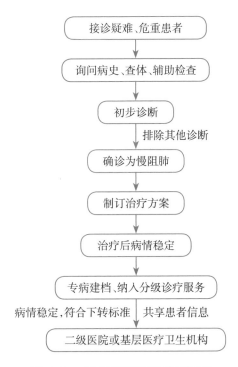

图 6-9 三级医院管理流程图

(陈丽君 黄可 贾存波 潘君)

二、双向转诊制度

实施慢阻肺分级诊疗的关键是要充分发挥基层医疗卫生机构和二、三级医院在慢阻肺分级管理中的协同作用,建立和落实好双向转诊制度,促进医疗资源的合理利用。由于不同级别医疗机构在慢阻肺分级管理中承担不同角色,所具备的诊疗能力有所差异,因此需制订合理的双向转诊标准,合理指导患者的流动,在保证医疗安全和患者权益的同时,合理利用医疗资源。

(一) 基层医疗卫生机构上转至二级医院的标准

1. 初次筛查疑诊慢阻肺患者,因确诊或随访需求或条件所限,需做肺功能、CT

等检查。

2. 随访期间发现慢阻肺患者症状控制不满意，或出现药物不良反应，或其他不能耐受治疗的情况。

3. 出现慢阻肺合并症，需要进一步评估和诊治。

4. 诊断明确、病情平稳的慢阻肺患者每年应由专科医师进行一次全面评估，对治疗方案进行必要的调整。

5. 随访期间发现出现如下急性加重症状，需要改变治疗方案：

（1）呼吸困难加重、喘息、胸闷、咳嗽加剧、痰量增加、痰液颜色和/或黏度改变、发热等；

（2）出现全身不适、失眠、嗜睡、疲乏、抑郁、意识不清等症状；

（3）出现口唇发绀、外周水肿体征；

（4）出现严重并发症如心律失常、心力衰竭、呼吸衰竭等。

6. 基层医疗卫生机构判断患者出现需上级医院处理的其他情况或疾病。

7. 对具有中医药治疗需求的慢阻肺患者，出现以下情况之一的，应当转诊：

（1）基层医疗卫生机构不能提供慢阻肺中医辨证治疗服务时；

（2）经中医辨证治疗临床症状控制不佳或出现急性加重者。

（二）二级医院上转至三级医院的标准

1. 普通病房住院指征

（1）症状显著加剧，如突然出现的静息状况下呼吸困难；

（2）重度慢阻肺；

（3）出现新的体征或原有体征加重（如发绀、神志改变、外周水肿）；

（4）有严重的合并症（如心力衰竭或新出现的心律失常）；

（5）初始药物治疗急性加重失败；

（6）高龄患者；

（7）诊断不明确；

（8）院外治疗无效或医疗条件差。

2. 入住监护病房指征

（1）对初始急诊治疗反应差的严重呼吸困难；

（2）意识状态改变，包括意识模糊、昏睡、昏迷；

（3）持续性低氧血症（$PaO_2<40mmHg$）或进行性加重，和／或严重或进行性加重的呼吸性酸中毒（$pH<7.25$），氧疗或无创通气治疗无效；

（4）需要有创机械通气治疗；

（5）血流动力学不稳定、需要使用升压药；

（6）出现严重的其他脏器功能衰竭，需要入住监护病房。

（三）下转至二级医院的标准

1. 重症慢阻肺急性加重治疗后病情稳定，仍需住院治疗或进一步检查，评估下一步治疗方案。

2. 慢阻肺合并症已确诊，仍需继续治疗，观察评估疗效。

（四）下转至基层医疗卫生机构的标准

1. 初次疑诊慢阻肺，已明确诊断，确定治疗方案。

2. 慢阻肺急性加重治疗后病情稳定。

3. 慢阻肺合并症已确诊，制订了治疗方案，评估了疗效，且病情已得到稳定控制。

4. 诊断明确，已确定中医辨证治疗方案，病情稳定的患者。

慢阻肺双向转诊流程见图 6-10。

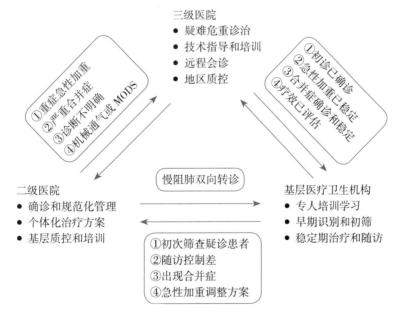

图 6-10　慢阻肺双向转诊流程图

（郭述良　黄可　贾存波　潘君）

三、随访管理和监测

慢阻肺主要管理目标是有效减轻症状和降低未来急性加重的风险。慢阻肺的防控重在基层,基层医疗卫生机构是慢阻肺防治的前沿和哨点,基层医生是慢阻肺防治的主力军。以社区为平台,实施二级、三级医院与社区医疗机构长期协作,整合社会资源,健全服务网络,创新服务方式,拓展服务领域,强化服务功能,提高服务水平,对慢阻肺患者进行全程长期随访管理和干预。

(一) 随访内容及要求

1. 治疗有效患者的随访管理及监测　若患者起始治疗后临床症状评估结果得到改善,无急性加重,则视为治疗有效,可继续维持原先治疗方案,同时需评估药物或吸入装置的安全性、经济性和患者依从性,提供疫苗接种、自我管理教育以及避免危险因素等建议,确保患者维持运动训练和体力活动、充足睡眠和健康饮食。

2. 治疗欠佳患者的随访管理及监测　起始治疗后评估显示,患者的临床症状无明显改善,且发生急性加重,则视为治疗欠佳,应作相应的药物治疗升阶梯或增加联合用药。《慢性阻塞性肺疾病诊治指南(2021年修订版)》中要求非药物治疗依据不同的管理目标而作相应调整。

3. 新型冠状病毒肺炎疫情防控期间患者随访管理注意事项

(1) 慢阻肺患者如果出现新的或加重的呼吸系统症状、发热和/或任何其他可能与 COVID-19 相关的症状,应进行咽拭子/唾液 PCR 检测以明确是否感染了 SARS-CoV-2。

(2) 在社区 COVID-19 疫情期间,肺功能检查应限制使用,仅限紧急或必须通过检查以诊断慢阻肺的患者,和/或评估介入治疗或手术患者的肺功能状态。

(3) 远程(电话/虚拟/在线)对慢阻肺患者进行随访指导,可通过互联网医院给稳定期患者开具长期管理用药。

4. 除症状监测、急性加重随访以外,每次还需对吸烟等危险因素暴露状态、吸入技术掌握和依从性、运动训练效果、合并症诊疗进行回顾性评价和随访。慢阻肺患者应至少半年复查 1 次肺功能,并根据每次随访的评价结果,逐步调整患者的治疗方案,如药物的升降阶梯治疗或非药物治疗的开展及效果评估。

（二）随访形式

慢阻肺稳定期的干预要立足于基层，在急性加重、恶化时由基层医疗单位将患者转诊到上级综合医院，在病情稳定后再由综合医院转回基层医疗单位，继续进行治疗、康复和管理，共同对患者的健康和预后负责，形成一个有效的三级防控随访网络。

（三）其他健康管理建议

将慢阻肺的防控重点前移到预防，控制患病危险因素；将防控慢阻肺的阵地下移到基层医疗卫生机构如社区，规范慢阻肺的治疗和管理；将慢阻肺的防控策略转变为以教育、管理为重点，在疾病稳定期时加强干预。

（任晓霞　黄可　李薇）

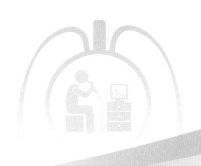

附　录

附录1　筛 查 问 卷

附录 1-1　慢阻肺诊断问卷（COPD diagnostic questionnaire，CDQ）

问题	选项	评分标准	得分
您的年龄 / 岁	40~49	0	
	50~59	4	
	60~69	8	
	≥70	10	
BMI（kg/m²）= 体重（kg）/ 身高²（m）²	<25.4	5	
	25.4~29.7	1	
	>29.7	0	
您的吸烟量（包·年）= 每天吸烟＿＿包 × 吸烟＿＿年	0~14	0	
	15~24	2	
	25~49	3	
	≥50	7	
天气变化时您是否会咳嗽	是	3	
	否	0	

续表

问题	选项	评分标准	得分
当您没有感冒的时候,是否咳痰?	是	3	
	否	0	
您早晨起来的第一件事常常是咳痰吗?	是	3	
	否	0	
您出现气喘的频率	从不	0	
	偶尔或经常	4	
您目前或者既往是否有过敏性疾病?	是	3	
	否	0	
得分			

注:患有慢阻肺的可能性:<16.5 分　低度可能;16.5~19.5 分　中度可能;≥19.5 分　高度可能

附录 1-2　慢性阻塞性肺疾病人群筛查问卷(COPD-PS)

问题	回答	评分标准	得分
这是一份关于您最近呼吸状况和活动能力的问卷,请您回答问卷时选择最能描述您实际情况的答案			
1. 您今年多少岁	35~49 岁	0	
	50~59 岁	1	
	60~69 岁	2	
	≥70 岁	2	
2. 在您的生命中,您是否已经至少吸了 100 支香烟	否	0	
	是	2	
3. 过去 1 个月,您感到气短有多频繁	从未感觉到气短	0	
	很少感觉气短	0	
	有时感觉气短	1	
	经常感觉气短	2	
	总是感觉气短	2	

问题	回答	评分标准	得分
4. 您是否曾咳出"东西",例如黏液或痰	从未咳出	0	
	是的,但仅在偶尔感冒或胸部感染时咳出	0	
	是的,每月都咳几天	1	
	是的,大多数日子都咳	1	
	是的,每天都咳	2	
5. 请选择最符合您情况的描述。因为呼吸问题,我的活动量比从前少了	强烈不同意	0	
	不同意	0	
	不确定	0	
	同意	1	
	非常同意	2	
总分			

注:如果您的总分≥5 分,说明您的呼吸问题可能是慢性阻塞性肺疾病(慢阻肺)导致。如果您的总分在 0~4 分,而且您有呼吸问题,请将这份文件拿给医生看。医生会帮助评估您呼吸问题的类型。

附录 1-3　慢性阻塞性肺疾病自我筛查问卷(COPD-SQ)

问题	选项	评分标准	得分
您的年龄 / 岁	40~49 岁	0	
	50~59 岁	4	
	60~69 岁	8	
	70 岁以上	11	
您的吸烟量 /(包·年)= 每天吸烟____包 × 吸烟____年	从不吸烟	0	
	1~14.9(包·年)	2	
	15~29.9(包·年)	4	
	≥30(包·年)	5	
您的体重指数(kg/m²)= 体重(kg)/ 身高²(m)² 如果不会计算,您的体重属于哪一类:很瘦(7),一般(4),稍胖(1),很胖(0)	<18.5	7	
	18.5~23.9	4	
	24.0~27.9	1	
	≥28.0	0	

续表

问题	选项	评分标准	得分
没有感冒时您是否经常咳嗽	是	5	
	否	0	
您平时是否感觉有气促	没有气促	0	
	在平地急行或爬小坡时感觉气促	3	
	平地正常行走时感觉气促	6	
您主要使用生物燃料烹饪吗 生物燃料指利用生物体制取的燃料,比如用玉米秆、玉米芯等	是	1	
	否	0	
您父母、兄弟姐妹及子女中,是否有人患有慢性支气管炎、肺气肿或慢阻肺	是	3	
	否	0	
总分			

注:总分≥16分需要进一步检查明确是否患有慢阻肺。

附录 2　肺功能检查禁忌证

1. 近 3 个月患心肌梗死、脑卒中、休克。

2. 近 4 周出现严重心功能不全、严重心律失常、不稳定型心绞痛。

3. 近 4 周大咯血。

4. 近 3 个月接受过胸部、腹部及眼科手术。

5. 精神疾患,有幻听、幻视、服用抗精神病药物或癫痫发作需药物治疗。

6. 认知障碍,包括痴呆、理解力障碍等。

7. 未控制的高血压病(收缩压 >200mmHg、舒张压 >100mmHg)。

8. 心率 >120 次 /min。

9. 主动脉瘤。

10. 严重甲状腺功能亢进。

11. 妊娠期或哺乳期女性。

12. 近 1 个月内有呼吸道传染性疾病(如结核病、流感等)。

附录 3　烟草依赖评估

附录 3-1　Fagerström 尼古丁依赖性评分表
（Fagerström Test for Nicotine Dependence，FTND）

评估内容	0 分	1 分	2 分	3 分
您早晨醒来后多长时间吸第一支烟	>60min	31~60min	6~30min	≤5min
您是否在许多禁烟场所很难控制吸烟	否	是		
您认为哪一支烟您最不愿意放弃	其他时间	早晨第一支		
您每天抽多少支卷烟	≤10 支	11~20 支	21~30 支	>30 支
您早晨醒来后第 1 个小时是否比其他时间吸烟多	否	是		
您卧病在床时仍旧吸烟吗	否	是		

注：0~3 分为轻度依赖；4~6 分为中度依赖；≥7 分为重度依赖。

附录 3-2　吸烟强度指数（heaviness of smoking index，HSI）

评估内容	0 分	1 分	2 分	3 分
您早晨醒来后多长时间吸第一支烟	>60min	31~60min	6~30min	≤5min
您每天抽多少支卷烟	≤10 支	11~20 支	21~30 支	>30 支

注：总分为 6 分，≥4 分评为重度烟草依赖。

附录4　戒烟干预

附录4-1　"5A"法帮助吸烟者戒烟

①询问（Ask）：询问并记录吸烟状态
②建议（Advise）：建议戒烟
③评估（Assess）：评估戒烟意愿
④帮助（Assist）：提供戒烟资助材料和转诊至戒烟门诊或戒烟热线
⑤安排（Arrange）：每次就诊时重复干预

附录4-2　"5R"法增强吸烟者的戒烟动机

①相关性（Relevance）：使吸烟者认识到戒烟与其自身和家人的健康密切相关
②危害（Risk）：使吸烟者认识到吸烟的严重健康危害
③获益（Rewards）：使吸烟者充分认识到戒烟的健康益处
④障碍、困难（Roacblocks）：使吸烟者知晓和预估戒烟过程中可能会遇到的问题和障碍，并帮其克服困难
⑤重复（Repetition）：重复

附录4-3　国内获得的一线戒烟药物的使用方法及注意事项

药物	尼古丁贴片（nicotine patch）	尼古丁咀嚼胶（nicotine chewing gum）	盐酸安非他酮缓释片（bupropion hydrochloride sustained release tablets）	伐尼克兰（varenicline）
用法	撕去保护膜后迅速黏贴于清洁、干燥、少毛、无创面的躯干或四肢部位，贴后紧压10~20s，每日需更换黏贴部位	置于颊和牙龈之间，缓慢间断咀嚼，约30min后尼古丁可全部释放。吸烟≤20支/d者使用2mg剂型，吸烟>20支/d者使用4mg剂型	口服	口服
用量	每24h或16h 1次，每次1贴。治疗开始时宜用较大剂量，按照疗程逐渐减量	戒烟第1~6周：每1~2h 1片，8~12片/d；第7~8周：每2~4h 1片，4~8片/d；第9~12周：每6~8h 1片，2~4片/d	戒烟前1周开始用药。第1~3d：150mg，每日1次；第4~7d：150mg，每日2次；第8d起：150mg，每日1次	戒烟前1周开始用药。第1~3d：0.5mg，每日1次；第4~7d：0.5mg，每日2次；第8d起：1mg，每日2次
疗程	12周或根据治疗情况延长	12周或根据治疗情况延长	7~12周或根据治疗情况延长	12周或根据治疗情况延长

续表

不良反应	局部皮肤反应(皮肤发红、针刺感、轻度瘙痒等);心悸;失眠;头晕;多梦	下颌关节酸痛;消化不良;恶心;呃逆;心悸(大多短暂且轻微,若咀嚼方法正确可避免或减轻不良反应)	口干;易激惹;失眠;头痛;眩晕等	恶心(轻到中度);口干;腹胀;便秘;多梦;睡眠障碍等
禁忌	对尼古丁成分过敏	对尼古丁成分过敏	癫痫;使用其他含有安非他酮成分的药物;现在或既往诊断为厌食症或贪食症;过去 14d 服用单胺氧化酶抑制剂;对安非他酮或类似成分过敏;突然戒酒或停用镇静剂	对伐尼克兰或类似成分过敏
注意事项	①年龄 <18 岁,吸烟 <10 支 /d,孕期或哺乳期妇女,急性心肌梗死后 2 周内、严重心律失常、不稳定型心绞痛患者,药物控制不佳的高血压患者,对胶带过敏或皮肤病患者慎用;②有睡眠障碍的患者,可在睡前撕去贴片或使用 16h 剂型(仅在非睡眠期使用)	年龄 <18 岁,吸烟 <10 支 /d,孕期或哺乳期妇女,急性心肌梗死后 2 周内、严重心律失常、不稳定型心绞痛患者,药物控制不佳的高血压患者慎用	①每日用药量不得超过 300mg;②心脏疾病、肝脏损害、肾功能障碍患者以及曾有过敏史或过敏体质者慎用;③本品可能会导致失眠,应避免在睡觉前服用	严重肾功能不全患者(肌酐清除率 <30mL/min)慎用;所有接受伐尼克兰治疗的患者都应观察是否出现神经精神症状或原有精神疾病是否加重
规格	16h 剂型(5mg/ 片、10mg/ 片、15mg/ 片)24h 剂型(7mg/ 片、14mg/ 片、21mg/ 片)	2mg/ 片4mg/ 片	150mg/ 片	0.5mg/ 片1.0mg/ 片
获得途径	非处方药	非处方药	处方药	处方药

附录5　运动干预

附录 5-1　运动干预禁忌证

禁忌证
● 急性心肌梗死(3~5d)
● 不稳定型心绞痛
● 未控制的心律失常
● 晕厥
● 活动性感染性心内膜炎
● 急性感染性心内膜炎或心包炎
● 严重的主动脉狭窄
● 未控制的心衰
● 可疑夹层动脉瘤、急性肺栓塞或肺梗死
● 严重肺动脉高压
● 未控制的哮喘
● 肺水肿
● 呼吸衰竭
● 下肢深静脉血栓
● 非心肺系统的急性功能障碍(如肾衰竭、甲状腺毒症)
● 休息时指脉氧饱和度≤85%
● 精神疾病导致的不配合
● 骨骼、神经病变导致的不配合

附录 5-2　运动处方

内容	方式	频率	时限	强度
有氧训练	步行、功率自行车等	3~5 次 / 周	20~60min/ 次	中至高强度 (即储备心率 * 的 50%~85%;最大心率 ** 的 60%~80%;Borg 评分的 3~6 分或劳累评分 12~14 分)
抗阻训练	器械训练、徒手训练	2~3 次 / 周	每组 8~12 个动作(包括主要肌群活动),每次重复 1~3 组	60%~70% 1-RM
柔韧性训练	全部主要肌群的静态伸展运动	≥2~3 次 / 周,5~7 次 / 周较理想	每个伸展动作 15~30s,每组 2~4 个伸展动作	达到伸展极致但无疼痛

储备心率 *:运动中实测最大心率与安静状态下心率之差,表示人体在劳动或运动时心率可能增加的潜在能力。

最大心率 **:最大心率 =220- 年龄(岁),指人在运动的时候,心脏能达到的极限心率。

附录 5-3　Borg 评分

Borg 得分	呼吸困难程度
0	正常
0.5	极轻微的呼吸困难
1	非常轻微的呼吸困难
2	轻度呼吸困难
3	中度呼吸困难
4	有些严重的呼吸困难
5	重度呼吸困难
6	
7	非常严重的呼吸困难
8	
9	
10	极度呼吸困难,达到极限

附录 5-4　Borg 劳累评分量表与力量使用比例

Borg 评分	自我理解用力程度	力量使用的比例
6	极轻	20%
7		30%
8		40%
9	非常轻	50%
10		55%
11	较轻	60%
12		65%
13	有点重	70%
14		75%
15	重	80%
16		85%
17	非常重	90%
18		95%
19	非常,非常重	100%
20		力竭

附录 5-5　BODE 指数

项目	各项计分			
	0	1	2	3
体重指数 /$(kg·m^{-2})$	>21	≤21		
FEV_1 占预计值百分比	≥65%	50%~64%	36%~49%	≤35%
呼吸困难评分（mMRC）	0~1	2	3	4
6 分钟步行距离 /m	≥350	250~349	150~249	≤149

注:1 级,0~2 分;2 级,3~4 分;3 级,5~6 分;4 级,7~10 分。级别越高,患者预后越差。

基本介绍:BODE(body mass index,obstruction,dyspnea,exercise)指数是 2004 年由 Celli 等提出,用于评价 COPD 患者病情及预后的多指标分级系统,包括体重指数(B)、气流阻塞程度(O),呼吸困难(D)和运动能力(E)。

适用人群:慢阻肺患者。

附录 5-6　体力活动强度

强度	梅脱值（METs）	例子
久坐行为	1~1.5	坐、靠、躺、看电视
低	1.6~2.9	慢走、做饭、做家务
中	3.0~5.9	健走(4~6km/h)、跳舞、瑜伽、骑自行车(速度范围为 7~13km/h)、休闲游泳
高	≥6	慢跑、快跑、骑自行车(速度高于 14km/h)、网球单打、健身游泳

注 1. 表内运动强度的单位均为 METs。METs 为梅脱值,是康复处方中用来表达运动强度的单位,当人体处于安静状态时,每千克体重所需要的摄氧量为 3.5mL/min,此时的强度为 1 梅脱。当运动强度增加时,耗氧量也相应增加,与安静状态的耗氧量相除,即可得到对应的梅脱值。

2. 该表可用于为患者选择运动强度。详情请参考 ARNETT D K, BLUMENTHAL R S, ALBERT M A, et al. 2019 ACC/AHA Guideline on the Primary Prevention of Cardiovascular Disease:A Report of the American College of Cardiology/American Heart Association Task Force on Clinical Practice Guidelines. Circulation [J]. 2019 Sep 10;140(11):e596-e646. doi:10.1161/CIR.0000000000000678. Epub 2019 Mar 17.

附录 6　心 理 干 预

附录 6-1　抗抑郁药物的选择

推荐级别	《中国抑郁障碍防治指南(第二版)》
A 级推荐 / 一线药物	SSRI(氟西汀、帕罗西汀、氟伏沙明、舍曲林、西酞普兰、艾司西酞普兰); SNRI(文拉法辛、度洛西汀、米那普仑); 米氮平、安非他酮、阿戈美拉汀
B 级推荐 / 二线药物	三环类抗抑郁药(阿米替林、氯米帕明、多塞平、丙咪嗪); 四环类抗抑郁药(马普替林、米安色林); 曲唑酮、瑞波西汀、噻奈普汀
C 级推荐 / 三线药物	吗氯贝胺

注:选择性 5- 羟色胺再摄取抑制剂(selective serotonin reuptake inhibitor ,SSRI);5- 羟色胺 - 去甲肾上腺素再摄取抑制剂(serotonin-norepinephrine reuptake inhibitor,SNRI)。

附录 6-2　Hamilton 抑郁量表(HAMD)

	内容	0= 无	1= 轻	2= 中	3= 重	4= 极重	得分
1	忧郁情绪	无	问到才说	自发表达忧郁	表情音调中流露	言行极著	
2	有罪感	无	责备自己	反复思考自己过失	有罪恶妄想	威胁幻觉	
3	自杀	无	感觉生活没意义	常想与死有关的事	自杀念头	有严重自杀行为	
4	入睡困难	无	有时有	每晚有			
5	睡眠不深	无	轻度	严重			
6	早醒	无	醒后能睡	醒后不能睡			
7	工作和兴趣	无	问到才说	自发表达兴趣减退	活动少,效率降低	停止工作	
8	阻滞(缓慢)	无	轻度缓慢	明显缓慢	交谈困难	木僵	
9	激越	无	有点心神不定	明显心神不定	不能静坐	小动作多	
10	精神性焦虑	无	问到才说	自发表达	表情音调中流露	明显惊恐	
11	躯体性焦虑	无	轻度	中度	重度	影响生活	
12	胃肠道症状	无	食欲减退	需要用消化药			
13	全身症状	无	疼痛或疲倦	症状明显			

续表

	内容	0= 无	1= 轻	2= 中	3= 重	4= 极重	得分
14	性症状	无	性欲减退	症状明显			
15	疑病	无	过分关注身体	反复考虑健康问题	有疑病妄想	同时有幻觉	
16	体重减轻	无	可能有	肯定有			
17	自知力	无	承认有病	否认有病			
	总分						

注:抑郁参考值:>30 分为严重抑郁,>20 分为中度抑郁,>17 分为轻度抑郁。

附录 6-3　Hamilton 焦虑量表(HAMA)

	内容	0 无	1 症状 轻微	2 有肯定症 状但不影响 生活与活动	3 症状 重需加 处理	4 症状极 重严重影 响生活	得分
1	焦虑心境:担心、担忧,感到有最坏的事要发生,容易激惹						
2	紧张:紧张感、易疲劳、不能放松,情绪反应,易哭、颤抖、感到不安						
3	害怕:害怕黑暗、陌生人、一人独处、动物、乘车或旅行及人多的场合						
4	失眠:难以入睡、易醒、睡得不深、多梦、夜惊、醒后疲劳感						
5	认知功能:或称注意、记忆障碍,注意力不能集中、记忆力差						
6	抑郁心境:丧失兴趣、对以往爱好缺乏快感,抑郁、早醒、昼重夜轻						
7	躯体性焦虑(肌肉系统):肌肉酸痛、活动不灵活、肌肉抽动、牙齿打战、声音发颤						
8	躯体性焦虑(感觉系统):视物模糊、发冷发热、软弱无力感、浑身刺痛						
9	心血管系统症状:心动过速、心悸、胸痛、血管跳动感、昏倒感						
10	呼吸系统症状:胸闷、窒息感、叹息,呼吸困难						

续表

	内容	0 无	1 症状轻微	2 有肯定症状但不影响生活与活动	3 症状重需加处理	4 症状极重严重影响生活	得分
11	胃肠道症状:吞咽困难、嗳气、消化不良(进食后腹痛、恶心、胃部饱感)、肠动感、肠鸣、腹泻、体重减轻、便秘						
12	生殖泌尿系统症状:尿频、尿急、停经、性冷淡、早泄、阳痿						
13	自主神经系统症状:口干、潮红、苍白、易出汗、起鸡皮疙瘩、紧张性头痛、毛发竖起						
14	会谈时表现,①行为表现:紧张、不能松弛、忐忑不安、咬手指、紧急握拳、摸弄手帕、面肌抽动、不宁顿足、手发抖、皱眉、表情僵硬、肌张力高、叹气样呼吸、面色苍白;②生理表现:吞咽、打嗝、安静时心率快、呼吸 20 次 /min 以上、腱反射亢进、震颤、瞳孔放大、眼睑跳动、易出汗、眼球突出						
总分							

注:焦虑总分≥29 分,可能为严重焦虑;≥21 分,肯定有明显焦虑;≥14 分,肯定有焦虑;超过 7 分,可能有焦虑;如小于 7 分,便没有焦虑症状。

附录7　营养干预

附录 7-1　营养风险筛查（NRS2002）（初筛表）

问题	回答	
1. BMI 是否小于 18.5（注：18.5 采用中国 BMI 标准）？	是	否
2. 在最近的 3 个月内患者体重是否下降?	是	否
3. 在最近的一个星期内患者饮食摄入量是否减少?	是	否
4. 患者是否病情严重?	是	否

注：如果任何一个问题的答案为"是"，则继续用常规筛查表（下面完整表格）进行常规检查。如果所有问题答案都是"否"，则一周后再次对患者进行筛查；如果患者将进行大手术，则需要考虑预防性营养干预计划以避免相关危险状态。

姓名：	性别：		年龄：	岁	身高：	cm	现体重：	kg	BMI：
疾病诊断：									
住院日期：			手术日期（非手术不填）：				测评日期：		

NRS2002 营养风险筛查：　　　分

疾病评分：	1 分：髋骨折，慢性疾病急性发作或有并发症者，COPD，血液透析，肝硬化，一般恶性肿瘤患者，肠梗阻，胆石症，腹腔镜手术； 2 分：腹部大手术，脑卒中，重度肺炎，血液恶性肿瘤，7d 内将行胸 / 腹部大手术者； 3：颅脑损伤，骨髓移植，大于 APACHE10 分的 ICU 患者
营养状态评分：	1. BMI　　□小于 18.5（3 分）　□ 18.5~20.5（2 分） 2. 体重下降 >5% 是在　□ 3 个月内（1 分）　□ 2 个月内（2 分）　□ 1 个月内（3 分） 3. 一周内进食量：较从前减少　□ 25%~50%（1 分）　　□ 50%~75%（2 分） 　　　　　　　　　　　　　□ 75%~100%（3 分）　　□无或其他（0 分）
年龄评分：	年龄≥70 岁（1 分）

对于表中没有明确列出诊断的疾病参考以下标准，依照调查者的理解进行评分。
1 分：慢性疾病患者因出现并发症而住院治疗。病人虚弱但不需卧床。蛋白质需要量略有增加，但可通过口服补充来弥补。
2 分：患者需要卧床，如腹部大手术后。蛋白质需要量相应增加，但大多数人仍可以通过肠外或肠内营养支持得到恢复。
3 分：患者在重症病房中靠机械通气支持。蛋白质需要量增加且不能被肠外或肠内营养支持所弥补。但是通过肠外或肠内营养支持可使蛋白质分解和氮丢失明显减少

NRS2002 总评分：
总分值≥3 分：患者处于营养风险，需要营养支持，结合临床，制订营养治疗计划。
　　　<3 分：每周复查营养风险筛查

附录 7-2　MNA 调查表（Mini Nutrition Assessment，MNA）

指标	分值	标准	分值	标准	分值	标准	分值	标准
1. 近 3 个月体重丢失	0	>3kg	1	不知道	2	1~3kg	3	无
2. BMI/(kg·m⁻²)	0	<19	1	19~20.5	2	21~22.5	3	≥23
3. 近 3 个月有应激或急性疾病	0	否	2	是				
4. 活动能力	0	卧床或轮椅	1	能下床但不能外出	2	能外出活动		
5. 神经精神疾病	0	严重痴呆或抑郁	1	轻度痴呆	2	没有		
6. 近 3 个月有无饮食量减少	0	严重减少	1	减少	2	没减少		
7. 是否能独立生活	0	不能	1	能				
8. 每天服用 3 种以上药物吗	0	是	1	否				
9. 身体上是否有压痛或皮肤溃疡	0	是	1	否				
10. 每日用几餐	0	1 餐	1	2 餐	2	3 餐		
11. 每天摄入奶类或每周两次豆制品、禽、蛋或每天吃鱼、肉、禽类食品	0	0~1 项	0.5	2 项	1	3 项		
12. 是否每餐都吃蔬菜水果	0	否	1	是				
13. 每天饮水量(1 杯 300mL)	0	<3 杯	0.5	3~5 杯	1	>5 杯		
14. 进食情况	0	依赖别人帮助	1	能自行进食但感觉困难	2	可自行进食		
15. 自我营养评价	0	营养不良	1	不能确定	2	无营养不良		
16. 与同龄人相比，认为自己的营养状况	0	没别人好	0.5	不知道	1	一样	2	更好
17. 上臂围 /cm	0	<21	0.5	21~22	1	≥22		
18. 小腿围 /cm	0	<31	1	≥31				

　　注：MNA 量表评分标准如下，前 6 项（MNA-SF）总分≥12 即评为营养良好，<12 分者提示营养不良，继续进行测试。MNA 总分≥24.0 为营养良好，17.0~23.5 为潜在营养不良，<17.0 为营养不良。

附录 8　慢阻肺病情评估量表

附录 8-1　慢性阻塞性肺疾病患者自我评估测评（COPD Assessment Test,CAT）

序号	症状	评分						症状
1	我从不咳嗽	0	1	2	3	4	5	我总是咳嗽
2	我肺里一点痰都没有	0	1	2	3	4	5	我有很多痰
3	我一点也没有胸闷的感觉	0	1	2	3	4	5	我有严重的胸闷感觉
4	我爬坡或爬 1 层楼时没有喘不过气	0	1	2	3	4	5	我爬坡或爬 1 层楼时严重喘不上气
5	我在家任何活动都不受慢阻肺影响	0	1	2	3	4	5	我在家任何活动都很受慢阻肺影响
6	尽管有肺病我仍有信心外出	0	1	2	3	4	5	因为有肺病我没有信心外出
7	我睡得好	0	1	2	3	4	5	因为有肺病我睡得不好
8	我精力旺盛	0	1	2	3	4	5	我一点精力都没有

基本介绍:CAT 问卷是由英国圣乔治医院 Jones P W 教授等在 2009 年研发的一种 COPD 患者生活质量测评问卷。问卷共包含 8 个问题,涉及症状、活动能力、心理、睡眠、乏力等多个方面内容:咳嗽、痰液、胸闷、爬坡或上一层楼梯的感觉、家务活动、外出信心、睡眠、乏力,每个问题的评分范围为 0~5 分。从 0 分到 5 分是一个逐渐加重的过程,而其中从 1 分到 4 分这 4 个级别的选项没有任何文字描述,需要患者通过对问卷形式的理解,结合自身实际情况作答。此问卷的计算方法简单,将 8 道问题的得分相加,总分的范围为 0~40 分。

适用人群和适用场所:慢阻肺患者日常生活中自我生活质量的评估,适合在门诊等时间紧迫场所使用。

用时参考:约 3~5 分钟。

结果判读:根据患者得分可将 COPD 患者的生活质量影响程度分为 4 个级别。得分为 0~10 分的患者被评定为"轻微影响",11~20 分者为"中等影响",21~30 分者为"严重影响",31~40 分者为"非常严重影响"。改变≥5 分提示临床意义。

附录 8-2 改良版英国医学研究委员会
（Modified British Medical Research Council，mMRC）呼吸困难问卷

呼吸困难评价等级	呼吸困难严重程度
0 级	只有剧烈活动时才感到呼吸困难
1 级	平地快步行走或步行爬小坡时出现气短
2 级	由于气短，平地行走时比同龄人慢或需要停下来休息
3 级	在平地行走 100m 左右或数分钟后需要停下来喘气
4 级	严重呼吸困难以至于不能离开家，或在穿、脱衣服时出现呼吸困难

基本介绍：1952 年，Fletcher 等设计了第一个评价呼吸困难程度的 5 分制量表，1960 年修改后的改良版英国医学研究理事会（mMRC）问卷发表，被认为足以评估症状，因为 mMRC 与健康状况的其他衡量标准密切相关，并预测未来的死亡风险。mMRC 根据患者出现气短时的活动程度分为 0~4 等级。

适用人群：慢阻肺患者。

用时参考：约 1 分钟。

结果判读：0~1 级为症状少，≥2 级为症状多。0 级患者的功能已达最大，可从预防、护理和宣教中得益；1~3 级可从以躯体康复训练为主的综合康复方案中得益；4 级主要从节省能量消耗、接受心理支持等方面得益。

附录 8-3 GOLD 分级

分级	严重程度	肺功能（基于使用支气管舒张剂后 FEV_1）
GOLD 1 级	轻度	FEV_1 占预计值百分比≥80%
GOLD 2 级	中度	50%≤FEV_1 占预计值百分比 <80%
GOLD 3 级	重度	30%≤FEV_1 占预计值百分比 <50%
GOLD 4 级	极重度	FEV_1 占预计值百分比 <30%

注：基本条件为使用支气管舒张剂后 $FEV_1/FVC<70\%$。

附录 8-4 慢阻肺患者症状评估和 / 或急性加重风险分组

中重度急性加重病史

≥2 次或≥1 次导致住院的急性加重	C	D
0 或 1 次急性加重（未导致住院）	A	B
	mMRC 0~1 或 CAT<10	mMRC≥2 或 CAT≥10

症状

附录9　常见吸入装置使用方法

(一) 加压定量吸入剂

加压定量吸入剂(pMDI)是指将药物、辅料和抛射剂共同灌装在具有定量阀门的耐压容器中,通过揿压阀门,药物和抛射剂以气溶胶形式喷出。抛射剂提供形成和释放气溶胶所需的能量。目前有传统pMDI、pMDI+储雾罐和共悬浮技术的新型pMDI三种。

1. 传统pMDI　传统pMDI分为溶液型和混悬型两类。含两种及以上药物的混悬型pMDI,由于各成分密度、粒径不一,在使用时可因每次振摇次数、强度、持续时间不同,导致每次喷出的各种药物比例不恒定。

具体操作步骤,如附图9-1:

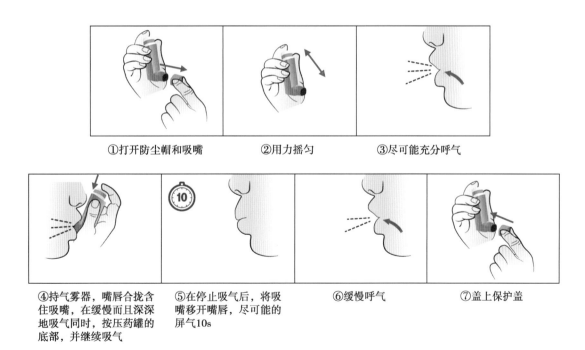

①打开防尘帽和吸嘴　　②用力摇匀　　③尽可能充分呼气

④持气雾器,嘴唇合拢含住吸嘴,在缓慢而且深深地吸气同时,按压药罐的底部,并继续吸气　　⑤在停止吸气后,将吸嘴移开嘴唇,尽可能的屏气10s　　⑥缓慢呼气　　⑦盖上保护盖

附图9-1　传统pMDI操作步骤

2. pMDI+储雾罐　将pMDI连接装有单向阀的储雾罐,主要针对手口协调性差,揿压阀门时难以同步缓慢深吸气者。优点是避免手口不协调,可多次吸药,减少药物在咽喉部的沉积。

具体操作步骤,如附图9-2:

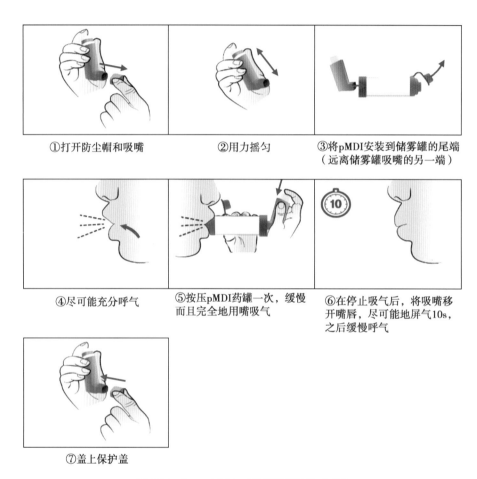

①打开防尘帽和吸嘴　　　　②用力摇匀　　　　③将pMDI安装到储雾罐的尾端
　　　　　　　　　　　　　　　　　　　　　　　　（远离储雾罐吸嘴的另一端）

④尽可能充分呼气　　　⑤按压pMDI药罐一次,缓慢　　⑥在停止吸气后,将吸嘴移
　　　　　　　　　　　　　而且完全地用嘴吸气　　　　　开嘴唇,尽可能地屏气10s,
　　　　　　　　　　　　　　　　　　　　　　　　　　　之后缓慢呼气

⑦盖上保护盖

附图 9-2　pMDI+ 储雾罐操作步骤

3. 共悬浮技术的新型 pMDI　共悬浮技术(Aerosphere®)是一种新型 pMDI 递送技术。相比传统 pMDI,可将药物等比例输出(各种药物的剂量和比例不受使用前装置振摇的次数、时间和强度以及吸气流速的影响)。共悬浮技术输出药物中微粒比例为 61%~69%,肺部沉积率最高可达 48%。

　　具体操作步骤(与传统 pMDI 大致相同,不同之处是第四步,请特别关注),如附图 9-3:

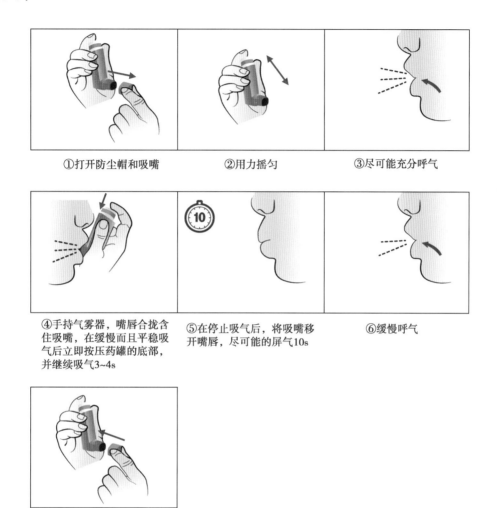

①打开防尘帽和吸嘴　　　②用力摇匀　　　③尽可能充分呼气

④手持气雾器,嘴唇合拢含　　⑤在停止吸气后,将吸嘴移　　⑥缓慢呼气
住吸嘴,在缓慢而且平稳吸　　开嘴唇,尽可能的屏气10s
气后立即按压药罐的底部,
并继续吸气3~4s

⑦盖上保护盖

附图 9-3　共悬浮技术的新型 pMDI 操作步骤

(二) 干粉吸入剂(DPI)

　　吸附着药物微粉的载体分装在胶囊或给药装置的储药室中,在吸气气流的作用下,药物微粉以气溶胶的形式被吸入肺内的制剂称为干粉吸入剂。不同类型、不同装置的 DPI 形成气溶胶所需克服的吸气阻力不同,药物在小气道的沉积率和不同药物组分的沉积比例有明显差异。

1. DPI- 吸乐®的操作步骤图,如附图 9-4:

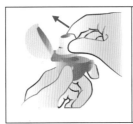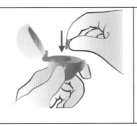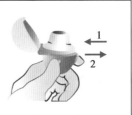

①打开防尘帽和吸嘴　②从包装中取出一粒胶囊,　③将刺孔按钮完全按下一
　　　　　　　　　　　放于中央室,合上吸嘴直　次,然后松开
　　　　　　　　　　　至听到咔哒声

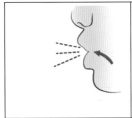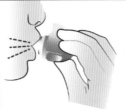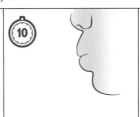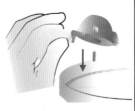

④尽可能充分呼气　⑤快速用力吸气　⑥在停止吸气后,将吸嘴移　⑦完成吸入后倒出用过的
　　　　　　　　　　　　　　　　　　开嘴唇,尽可能地屏气10s,　胶囊,关闭吸嘴和防尘帽
　　　　　　　　　　　　　　　　　　之后缓慢呼气

附图 9-4　DPI- 吸乐®操作步骤

2. DPI- 比斯海乐®操作步骤图,如附图 9-5:

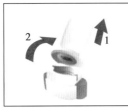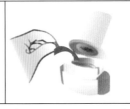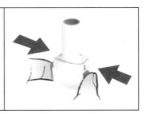

①打开防尘帽和吸嘴　②从包装中取出一粒胶囊,　③同时用力按下两侧穿刺按
　　　　　　　　　　　放于中央室,合上吸嘴直　钮,仅按一次,应该能听到
　　　　　　　　　　　至听到咔哒声　　　　　咔哒声

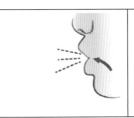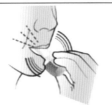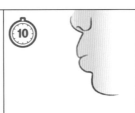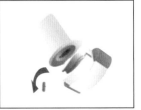

④尽可能充分呼气　⑤快速用力吸气,其速率　⑥在停止吸气后,将吸嘴　⑦完成吸入后倒出用过的
　　　　　　　　　应足以听到胶囊振动　移开嘴唇,尽可能地屏气　胶囊,关闭吸嘴和防尘帽
　　　　　　　　　　　　　　　　　10s,之后缓慢呼气

附图 9-5　DPI- 比斯海乐®操作步骤

3. DPI- 都保®操作步骤图,如附图 9-6:

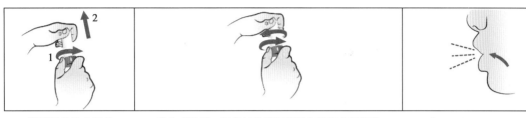

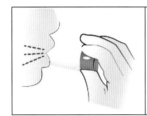①旋松并拔出瓶盖

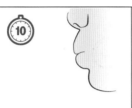②拿直装置,握住红色旋柄部分和都保中间部分,
向某一方向旋转到底,再向其反方向旋转到底,
即完成一次装药,在此过程中会听到一次咔哒声

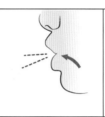③尽可能充分呼气

④快速用力吸气

⑤在停止吸气后,将吸嘴
移开嘴唇,尽可能地屏气
10s,之后缓慢呼气

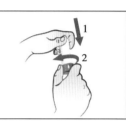⑥缓慢呼气

⑦关闭装置

附图 9-6　DPI- 都保®操作步骤

4. DPI- 准纳器®操作步骤图,如附图 9-7:

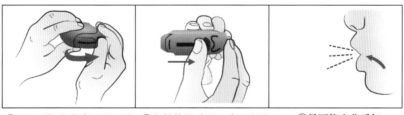

①用一手握住外壳,另一手
的大拇指放在拇指柄上向外
推动拇指直至完全打开

②向外推滑动杆,直至发出
咔哒声

③尽可能充分呼气

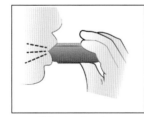④快速用力吸气

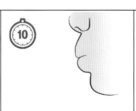⑤在停止吸气后,将吸嘴移
开嘴唇,尽可能地屏气10s,
之后缓慢呼气

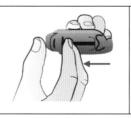⑥关闭滑动杆

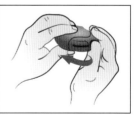⑦关闭装置

附图 9-7　DPI- 准纳器®操作步骤

5. DPI- 易纳器 ®操作步骤图,如附图 9-8:

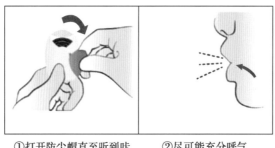

①打开防尘帽直至听到咔
哒声　　　　　　②尽可能充分呼气

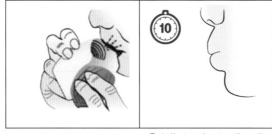

③快速用力吸气　　　④在停止吸气后，将吸嘴
移开嘴唇，尽可能地屏气
10s，之后缓慢呼气

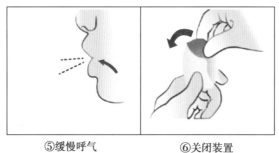

⑤缓慢呼气　　　　　⑥关闭装置

附图 9-8　DPI- 易纳器 ®操作步骤

(三) 软雾吸入剂(SMI)

软雾吸入剂是以压缩弹簧作为驱动力的主动气雾释放的装置,其降低了对患者吸气流速的要求。独特的两束药液射流对撞原理使其释放出的雾滴微细,运行速度慢(0.8m/s)、持续时间长(近 1.5 秒),延长了药物的可吸入时间,提高肺部沉积率(51.62%)。

SMI- 能倍乐操作步骤图,如附图 9-9:

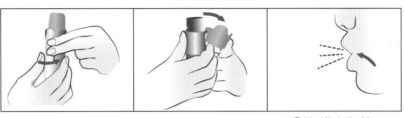

①将透明底座按照标签箭头　②完全打开防尘帽　③尽可能充分呼气
指示方向旋转半周直至听到
咔哒声

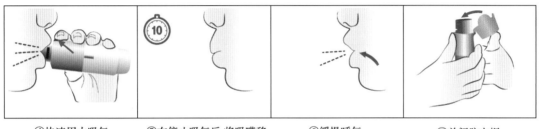

④快速用力吸气　⑤在停止吸气后,将吸嘴移　⑥缓慢呼气　⑦关闭防尘帽
　　　　　　　　开嘴唇,尽可能地屏气10s,
　　　　　　　　之后缓慢呼气

附图 9-9　SMI- 能倍乐操作步骤

(四) 小容量雾化器(SVN)

小容量雾化器是一种特制的气溶胶发生装置,使药物溶液或混悬液形成气溶胶。往往用于急性住院患者,但也有用于严重呼吸困难和吸气能力微弱的患者家庭长期应用或按需应用。

附录 10　常用吸入药物

药物分类	作用时间	药物名称	吸入剂类型	起效时间 /min	维持时间 /h	雾化制剂
β₂ 受体激动剂	短效（SABA）	左旋沙丁胺醇	pMDI	1~3	6~8	√
		沙丁胺醇	pMDI	1~3	4~6	√
		特布他林	pMDI	1~3	4~6	√
	长效（LABA）	茚达特罗	DPI	<5	24	
抗胆碱能药物	短效（SAMA）	异丙托溴铵	pMDI	5	6~8	√
	长效（LAMA）	噻托溴铵	DPI，SMI	<30	24	
		格隆溴铵	DPI	<5	24	
LABA+LAMA		福莫特罗 / 格隆溴铵	pMDI	<5	12	
		茚达特罗 / 格隆溴铵	DPI	<5	24	
		维兰特罗 / 乌镁溴铵	DPI	5~15	24	
		奥达特罗 / 噻托溴铵	SMI	<5	24	
LABA+ 吸入性糖皮质激素（ICS）		福莫特罗 / 布地奈德	DPI	1~3	12	
		福莫特罗 / 倍氯米松	pMDI	1~3	12	
		沙美特罗 / 氟替卡松	pMDI，DPI	15~30	12	
		维兰特罗 / 糠酸氟替卡松	DPI	16~17	24	
ICS+LABA+LAMA		布地奈德 / 富马酸福莫特罗 / 格隆溴铵	pMDI	<5	12	
		糠酸氟替卡松 / 维兰特罗 / 乌镁溴铵	DPI	6~10	24	

注：pMDI 为加压定量吸入剂；DPI 为干粉吸入剂；SMI 为软雾吸入剂。

附录 11　睡 眠 问 卷

STOP-Bang 问卷

问题	是(1 分)	否(0 分)
1. 打鼾　您睡眠鼾声很大吗(比普通说话声音大,或者透过关闭的门可以听到)?		
2. 乏力　您常常觉得很疲倦、乏力,或者白天昏昏欲睡吗?		
3. 目击呼吸暂停　有人看到您睡眠时停止呼吸吗?		
4. 血压　您以前有高血压或者正在接受高血压治疗吗?		
5. BMI>35kg/m^2 吗?		
6. 年龄 >50 岁吗?		
7. 颈围 >40cm 吗?		
8. 性别是男性吗?		

注:总分≥3 分为阻塞性睡眠呼吸暂停高危,<3 分为阻塞性睡眠呼吸暂停低危。

缩 略 语

1 Repetition Maximum,1-RM   一次重复最大值
5-hydroxytryptamine,5-HT   5- 羟色胺

A

Advisory Committee on Immunization Practice,ACIP   免疫接种实践咨询委员会
airway clearance therapy,ACT   气道廓清技术
acute exacerbation of chronic obstructive pulmonary disease,   慢阻肺急性加重
    AECOPD

B

breathing control,BC   呼吸控制
body mass index,BMI   体重指数
brain natriuretic peptide,BNP   脑钠肽
body mass index,obstruction,dyspnea,exercise,BODE   BODE 评分

C

COPD assessment test,CAT   慢阻肺患者自我评估测试
COPD Diagnostic Questionnaire,CDQ   慢阻肺诊断问卷
cognitive impairment,CI   认知障碍
COPD Population Screener Questionnaire,COPD-PS   慢阻肺人群筛查问卷
COPD Screening Questionnaire,COPD-SQ   慢阻肺筛查问卷
cardiopulmonary exercise test,CPET   心肺运动试验

the China Pulmonary Health Study,CPHS 　　　　　　　　　中国成人肺部健康研究

cardiovascular disease,CVD 　　　　　　　　　　　　　　心血管疾病

D

diffusion capacity for CO of lung,DLCO 　　　　　　　　　一氧化碳弥散量

dry powder inhaler,DPI 　　　　　　　　　　　　　　　　干粉吸入剂

E

enteral nutrition,EN 　　　　　　　　　　　　　　　　　肠内营养

European Society for Parenteral and Enteral Nutrition,ESPEN 　欧洲肠外肠内营养学会

F

forced expiratory volume in one second,FEV_1 　　　　　　　第1秒用力呼气容积

forced expiration technique,FET 　　　　　　　　　　　　用力呼气技术

functional residual capacity,FRC 　　　　　　　　　　　　功能残气量

forced vital capacity,FVC 　　　　　　　　　　　　　　　用力肺活量

G

Generalized Anxiety Disorder-7,GAD-7 　　　　　　　　　7项广泛性焦虑障碍量表

Global Alliance against Respiratory Diseases,GARD 　　　　全球防治慢性呼吸疾病联盟

gastroesophageal reflux disease,GERD 　　　　　　　　　胃食管反流病

Global Initiative for Chronic Obstructive Lung Disease,GOLD 　慢性阻塞性肺疾病防治全球倡议

H

Hamilton Anxiety Scale,HAMA 　　　　　　　　　　　　汉密尔顿焦虑量表

Hamilton Depression Scale,HAMD 　　　　　　　　　　　汉密尔顿抑郁量表

home enteral nutrition,HEN 　　　　　　　　　　　　　家庭肠内营养

heart failure,HF 　　　　　　　　　　　　　　　　　　心力衰竭

high-flow nasal cannula,HFNC 　　　　　　　　　　　　经鼻高流量湿化氧疗

high intensity non-invasive positive pressure ventilation,HI-NPPV 　高强度无创正压通气

heart rate,HR 　　　　　　　　　　　　　　　　　　　心率

heaviness of smoking index,HSI 　　　　　　　　　　　吸烟强度指数

I

inspiratory capacity, IC 深吸气量

international classification of diseases, ICD 国际疾病分类

inhaled corticosteroids, ICS 吸入性糖皮质激素

ischemic heart disease, IHD 缺血性心脏病

Insomnia Severity Index, ISI 失眠严重指数量表

L

long-acting beta$_2$-agonist, LABA 长效 β$_2$ 受体激动剂

long-acting muscarinic antagonist, LAMA 长效抗胆碱药物

low-dose CT, LDCT 低剂量计算机断层扫描

long time home non-invasive ventilation, LTH-NIV 长期家庭无创通气

long-term home oxygen therapy, LTOT 长期家庭氧疗

M

Modified British Medical Research Council, mMRC 改良版英国医学研究委员会

N

norepinephrine and specific serotonin antidepressants, NaSSA 去甲肾上腺素及特异性 5- 羟色胺抗抑郁药

norepinephrine, NE 去甲肾上腺素

non-invasive positive pressure ventilation, NPPV 无创机械通气

nicotine replacement therapy, NRT 尼古丁替代治疗

O

obstructive sleep apnea, OSA 阻塞性睡眠呼吸暂停

P

peripheral arterial disease, PAD 周围血管疾病

phosphodiesterase-4, PDE-4 磷酸二酯酶 4

Patient Health Questionnaire-9, PHQ-9 9 项患者健康问卷

particulate matter, PM 颗粒物质

pressuried metered dose inhaler, pMDI   加压定量吸入剂

parenteral nutrition, PN   肠外营养

pneumococcal vaccine polyvalent, PPSV23   23 价肺炎球菌多糖疫苗

R

residual volume, RV   残气容积

S

short-acting $beta_2$-agonist, SABA   短效 β_2 受体激动剂

short-acting antimuscarinic, SAMA   短效抗胆碱能药物

Self-Rating Anxiety Scale, SAS   焦虑自评量表

Symptom Check List-90, SCL-90   90 项症状清单

Self-rating Depression Scale, SDS   抑郁自评量表

soft mist inhaler, SMI   软雾吸入剂

serotonin-norepinephrine reuptake inhibitor, SNRI   5- 羟色胺 - 去甲肾上腺素再摄取
抑制剂

selective serotonin reuptake inhibitor, SSRI   5- 羟色胺再摄取抑制剂

Simple Physical Performance Battery, SPPB   简易体能状况量表

small volume nebulizer, SVN   小容量雾化器

T

thoracic expiratory exercises, TEE   胸廓扩张运动

total lung capacity, TLC   肺总量

Timed "Up-and-Go" Test, TUG test   起立行走计时测试

V

volume assured pressure support, VAPS   容量保证压力支持

vital capacity, VC   肺活量

W

World Health Organization, WHO   世界卫生组织

参考文献

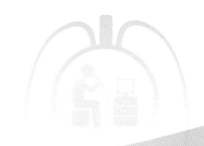

［1］中华医学会呼吸病学分会慢性阻塞性肺疾病学组,中国医师协会呼吸医师分会慢性阻塞性肺疾病工作委员会.慢性阻塞性肺疾病诊治指南(2021年修订版)［J］.中华结核和呼吸杂志,2021,44(3):170-205.

［2］中国呼吸医师协会肺功能与临床呼吸生理工作委员会,中华医学会呼吸病学分会呼吸治疗学组.肺功能检查报告规范:肺量计检查、支气管舒张试验、支气管激发试验［J］.中华医学杂志,2019,99(22):1681-1691.

［3］中华医学会呼吸病学分会肺功能专业组.肺功能检查指南:肺容量检查［J］.中华结核和呼吸杂志,2015,38(4):255-260.

［4］中华医学会呼吸病学分会肺功能专业组.肺功能检查指南(第一部分):概述及一般要求［J］.中华结核和呼吸杂志,2014,37(06):402-405.

［5］健康中国行动推进委员会.健康中国行动［Z/OL］.(2019-6-24).
https://www.jkzgxd.cn/.

［6］国家卫生计生委办公厅,国家中医药管理局办公室.关于印发慢性阻塞性肺疾病分级诊疗服务技术方案的通知［EB/OL］.(2017-2-9).http://www.nhc.gov.cn/yzygj/s3594q/201702/50511229a68c41dda3c14cedfb92cdae.shtml.

［7］中华医学会,中华医学会杂志社,中华医学会全科医学分会,等.慢性阻塞性肺疾病基层诊治指南(2018年)［J］.中华全科医师杂志,2018,17(11):856-870.

［8］中国医学装备协会呼吸病学专委会吸入治疗与呼吸康复学组,中国慢性阻塞性肺疾病联盟.稳定期慢性气道疾病吸入装置规范应用中国专家共识［J］.中华结核和呼吸杂志,2019,42(4):241-253.

［9］中华人民共和国国家卫生和计划生育委员会.中国临床戒烟指南(2015年版)［J］.中华健康管理学杂志,2016,10(2):88-95.

［10］杨汀.慢性呼吸疾病康复临床操作路径［M］.北京:人民卫生出版社,2020.

［11］Global Initiative for Chronic Obstructive Lung Disease. Global strategy for the diagnosis, management, and prevention of chronic obstructive pulmonary disease 2021 report［R/OL］.(2020-11-6).https://goldcopd.org/2021-gold-reports/.

［12］WANG C,XU J Y,YANG L,et al. Prevalence and risk factors of chronic obstructive pulmonary disease in China(the China Pulmonary Health［CPH］study):a national cross-sectional study［J］. The Lancet,2018,391(10131):1706-1717.

［13］GBD 2016 Causes of Death Collaborators. Global,regional,and national age-sex specific mortality for 264 causes of death,1980-2016:a systematic analysis for the Global Burden of Disease Study 2016［J］.The Lancet,2017,390(10100):1151-1210.

［14］谢华,戴海崎.SCL-90 量表评价［J］.神经疾病与精神卫生,2006,6(2):156-159.

［15］STERN T A,FRICCHIONE G L,CASSEM N H,et al.麻省总医院精神病学手册［M］.6 版.许毅,译.北京:人民卫生出版社,2016.

［16］张明园,何燕玲.精神科评定量表手册(现代精神医学丛书)［M］.沈阳:辽宁大学出版社,2015.

［17］中华医学会老年医学分会.老年患者6分钟步行试验临床应用中国专家共识［J］.中华老年医学杂志,2020,39(11):1241-1250.

［18］ZHOU M G,WANG H D,ZENG X Y,et al. Mortality,morbidity,and risk factors in China and its provinces,1990-2017:a systematic analysis for the Global Burden of Disease Study 2017［J］.The Lancet,2019,394(10204):1145-1158.

［19］YIN P,JIANG C Q,CHENG K K,et al. Passive smoking exposure and risk of COPD among adults in China:the Guangzhou Biobank Cohort Study［J］.The Lancet,2007,370(9589):751-757.

［20］LIU S,ZHOU Y M,LIU S X,et al. Association between exposure to ambient particulate matter and chronic obstructive pulmonary disease:results from a cross-sectional study in China［J］.Thorax:The Journal of the British Thoracic Society,2017,72(9):788-795.

［21］LI J C,QIN C X,LV J,et al. Solid Fuel Use and Incident COPD in Chinese Adults:Findings from the China Kadoorie Biobank［J］.Environ Health Perspect,2019,127(5):57008.

［22］STOLLER J K,ABOUSSOUAN L S. Alpha1-antitrypsin deficiency［J］.The Lancet,2005,365(9478):2225-2236.

［23］DING Z,WANG K,LI J,et al. Association between glutathione S-transferase gene M1 and T1 polymorphisms and chronic obstructive pulmonary disease risk:A meta-analysis［J］.Clinical Genetics,2019,95(1):53-62.

［24］SAKORNSAKOLPAT P,PROKOPENKO D,LAMONTAGNE M,et al. Genetic landscape of chronic obstructive pulmonary disease indentifies heterogeneous cell-type and phenotype associations［J］.Nat Genet,2019,51(3):494-505.

［25］FANG L W,GAO P,BAO H L,et al. Chronic obstructive pulmonary disease in China:a nationwide prevalence study［J］.Lancet Respir Med,2018,6(6):421-430.

［26］KALUZA J,HARRIS H R,LINDEN A,et al. Long-term consumption of fruits and vegetables and risk of chronic obstructive pulmonary disease:a prospective cohort study of women［J］.Int J Epidemiol,2018,47(6):1897-1909.

［27］BERTHON B S,WOOD L G. Nutrition and respiratory health:Feature review［J］.Nutrients,2015,7(3):1618-1643.

［28］ZHENG P F,SHU L,SI C J,et al. Dietary Patterns and Chronic Obstructive Pulmonary Disease:A Meta-analysis［J］.COPD,2016,13(4):515-522.

［29］WHYAND T,HURST J R,BECKLES M,et al. Pollution and respiratory disease:can diet or supplements help? A review［J］.Respir Res,2018,19(1):79.

［30］SOFI F,MACCHI C,ABBATE R,et al. Mediterranean diet and health status:an updated meta-analysis and a proposal for a literature-based adherence score［J］.Public Health Nutr,2014,17(12):2769-2782.

［31］BULL F C,AL-ANSARI S S,BIDDLE S,et al. World Health Organization 2020 guidelines on physical activity and sedentary behaviour［J］.Br J Sports Med,2020,54(24):1451-1462.

［32］RIEBE D,EHRMAN J,LIGUORI G. ACSM's Guidelines for Exercise Testing and Prescription［M］.10th ed.

Philadelphia：Wolters Kluwer，2018.

［33］SPRUIT M A，SINGH S J，GARVEY C，et al. An official American Thoracic Society/European Respiratory Society statement：key concepts and advances in pulmonary rehabilitation［J］. Am J Respir Crit Care Med，2013，188（8）：e13-e64.

［34］American Association of Cardiovascular and Pulmonary Rehabilitation. American Association of Cardiovascular and Pulmonary Rehabilitation Guidelines for Pulmonary Rehabilitation Programs［M］. 4th ed. Champaign：Human Kinetics，2011.

［35］STARKEY D B，POLLOCK M L，ISHIDA Y，et al. Effect of resistance training volume on strength and muscle thickness［J］. Medicine and Science in Sports and Exercise，1996，28（10）：1311-1320.

［36］FEIGENBAUM M S，POLLOCK M L. Prescription of Resistance Training for Health and Disease［J］. Med Sci Sports Exerc，1999，31（1）：38-45.

［37］HASS C J，GARZARELLA L，de HOYOS D，et al. Single versus multiple sets in long-term recreational weightlifters［J］. Med Sci Sports Exerc，2000，32（1）：235-242.

［38］GALVAO D A，TAAFFE D R. Resistance exercise dosage in older adults：single- versus multiset effects on physical performance and body composition［J］. J Am Geriatr Soc，2005，53（12）：2090-2097.